Reiki to go

Weg zum Licht und zur Liebe

Wilfried Hintz

Reiki-Meister und Lehrer

REIKI
TO
GO

WEG ZUM LICHT UND ZUR LIEBE

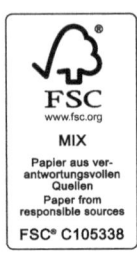

Bibliografische Information der Deutschen Nationalbibliothek:
Die Deutsche Nationalbibliothek verzeichnet diese Publikation in der
Deutschen Nationalbibliografie; detaillierte bibliografische Daten sind im
Internet über http://dnb.dnb.de abrufbar.

Lektorat: Helga Herbold-Suermann

Herstellung und Verlag: BoD – Books on Demand, Norderstedt

ISBN: 9783754318508

Inhalt

Einführung

Reiki to go heißt so viel wie: Mit der Lebensenergie unterwegs zu sein.

To go, dieser Slogan ist in aller Munde; wie "Coffee to go", der überall zu bekommen ist und uns mittlerweile an fast allen Orten begleitet.

Zum Titel meines Buches "Reiki to go" wurde ich inspiriert durch das Buch meines ev. Pfarrers "Deus to go". Und wie der Slogan Coffee to go, den Anspruch erhebt, alles für mich in gewisser Weise für den Moment Wichtige bei mir zu haben, steht dieser Anspruch in gleicher Weise für Reiki to go. Einerseits die universelle Lebensenergie, letztlich Gott, andererseits der Genuss, die Entspannung, um für den Moment einmal abzuschalten, inne zu halten, um einfach nur mal für mich und meinen Nächsten ein wenig Zeit zu haben.

Reiki to go soll kein wissenschaftlicher, fachbezogener Abriss der Usui Lehre sein, sondern vielmehr Aspekte aufzeigen, wie groß und vielseitig die Anwendungsmöglichkeiten von Reiki sind.

Ich hoffe, damit dem Leser einen eigenen Standpunkt in Bezug auf alternative Heilmethoden vermitteln zu können, eventuell eine Orientierung im Leben zu finden, um letztlich Hilfe und einen festen Halt in Glaubensfragen zu erlangen.

In gewisser Weise ist dies ein anspruchsvolles Unterfangen, was voraussetzt, dass ich im Glauben und Denken mit mir selbst im Einklang bin, identisch, und nicht Glaube mit Kirche verwechsle (dazu später noch einmal mehr).

Der Weg zur Individuation

Mein Handwerkszeug

Mit Reiki to go habe ich also mein Handwerkszeug stets dabei, um mir, meinem Nächsten sowie der Schöpfung Heil zu bringen. Doch sollte ich mich davor hüten, in letztere, die Schöpfung eingreifen zu wollen, denn ich - wir - sind nicht Gott. Beispiel für ein Eingreifen ist z.B. der Aufruf im Netz, für Palmsonntag 2020 um 4:45 Uhr weltweit eine Meditation zur Bekämpfung und Vernichtung des Coronavirus zu veranstalten. Für mich hat letztlich alles einen Sinn, was auch immer wir aus der Pandemie lernen sollen. So habe ich mich mit meiner Reiki-Gruppe an der Aktion nicht beteiligt. Vielmehr haben wir seit Beginn der Einschränkungen eine Meditation ins Leben gerufen, mit dem Entzünden einer Kerze, um Licht, Liebe und Heil in die Pandemie, all den Kranken, Angehörigen und Helfenden zu bringen, die für das tägliche Wohl von uns allen sorgten, und das jeden Abend um 20:00 Uhr.

(Diese Erkenntnis hat auch unser Bundespräsident Frank Walter Steinmeier mit seiner Aktion "Lichtfenster" am 22.01.2021 umgesetzt.).

Wie aus dem zuvor genannten Text ersichtlich, bedarf es nicht viel um Heil zu bringen:

- *es genügt schon eine Kerze*

- *dazu ein Gebet, welches die Energie noch verstärkt*

- *die Reiki Lebens-Regeln und nicht zuletzt*

- unsere Hände

- das Wissen um Symbole und Mantren

- und vielleicht auch die Geschenke der Natur, ihre Kräuter, Bäume und Heilsteine.

In Bezug auf die Reiki-Behandlungen und Anwendungen gibt es die unterschiedlichsten Argumente, Visionen und Möglichkeiten. Sie sind so vielschichtig, wie es Meister und Lehrer gibt. Als ich meine Reiki - Ausbildung begann, sprach man nur von Einzelbehandlungen, und dabei von Ganzkörper-, Kurz- und später noch von Chakrabehandlung.

Mein letzter Lehrer, bei dem ich zum Lehrer ausgebildet wurde, erzählte uns während der Ausbildung, dass er, als er in Afrika war, nur über den Kopf die Menschen behandelt hat, da der Kopf, wie die Ohren, als auch die Füße (Fußreflexzonenmassage) den gesamten Körper wiederspiegeln. Da er bis zu 100 Menschen am Tag behandelt hatte, war gar keine Zeit für längere Behandlungen.

Der Reiki-Pilger

Ungeachtet der Möglichkeiten von Reiki, steckt gerade im Titel "Reiki to go" eine ganz besondere Variante, nämlich der Reiki – Pilger.

Vor einigen Jahren war das Pilgern auf dem Jakobsweg doch für viele eine Herausforderung, und es war fast ein Zwang, dass jeder, der zu sich finden wollte, den Jakobsweg zu absolvieren hatte. Mit dem Buch von Hape Kerkeling "Ich bin dann mal weg" befand sich die Welle auf dem Höhepunkt.

Doch sind wir nicht alle irgendwo Pilger auf der Suche nach Glück, dem Sinn des Lebens und der Quelle des Lichtes und der Liebe? Und war letztlich nicht auch von Dr. Usui anfangs das Bestreben laut Überlieferung, Menschen auf ihrem Weg helfen zu wollen und Heil zu bringen.

Die Erkenntnis, unser Handwerkszeug stets bei uns zu haben, beim Militär würde man sagen "Equipment am Mann", hier kommt mal wieder mein Soldatenleben zum Vorschein, führt jedoch nicht automatisch dazu, dass wir jeden Menschen auf unserem Pilgerweg auch heilen können oder dürfen. Diese Erfahrung durfte auch Usui machen. Und ich glaube, ein Großteil von uns "Reikianern" hat auf seinem Weg den Ausstieg aus diesem Hamsterrad vollzogen.

Hier geht es nicht um die Frage, warum wir hier nicht Hand anlegen dürfen, vielmehr um den Hintergrund, was diese Einschränkung hervorruft. Ich erinnere mich an eine Erzählung von Usui, in der er Kranken und Bettelnden geholfen hat, um sie von der Straße zu holen, diese jedoch nach einiger Zeit vor den Toren der Stadt wiederfand, da ihnen das alte Leben besser gefiel, als für sich Eigenverantwortung zu übernehmen.

Ich glaube, jede Epoche, jedes Land, hat seine eigenen spezifischen Hintergründe zur Bewältigung des Lebens. Und ich bin davon überzeugt, dass in allen Zeiten eine gefährliche Substanz existierte und weiter existiert, die unsere Gesellschaft, und letztlich uns selbst, immer wieder zu zerstören versucht. Es sind die Gier, die Macht nach Ruhm und Herrschersucht, die

Angst und ganz besonders die Zeit, die uns symbolisch die Luft zum Atmen nehmen. Ein Teufelskreis, der dazu führt, dass wir die Schöpfung und unseren Sinn des Lebens nie aus den Augen verlieren (Prediger 5,9).

Deshalb sollten wir auf unserer Reiki Pilgerwanderung immer darauf bedacht sein, dass unsere Ausrüstung gut gewählt ist und wir die notwendigsten Utensilien immer dabei haben:

Licht, Liebe, Vertrauen und vor allem Zeit.

Zeit: das wichtigste Hilfsmittel zum Heil

Ausgewählte Hilfsmittel ohne viel Schnickschnack haben mich lernen lassen, ihren Wert zu schätzen, um lange, manchmal auch beschwerliche Strecken würdevoll zu meistern.

Heute, mit etwas Abstand, erkenne ich, wie oft "fehlende Zeit" in den Vordergrund als Ausrede gestellt wird, nach der Frage des nötigen Geldes und der Angst vor der Zukunft die häufigste Ausrede unserer Rechtfertigungen.

Geprägt durch falsche Vorstellungen vom Leben und der daraus erfolgten Verwirklichung unserer Berufswahl, haben die wenigsten die Träume ihres Berufswunsches aus der Schulzeit verwirklicht und ins Leben umgesetzt.

Sie sind der Realität gewichen, Schulabschluss, Familie, Umfeld und letztlich wieder das Thema Zeit. Steine, die wir uns in den Weg legen, und die dazu führen, viele Umwege zu gehen, um vielleicht irgendwann Erfüllung zu finden.

Ernüchterung ist die Folge und "Burn out" ist das in heutiger Zeit boomende Krankheitsbild auf unserer Pilgerwanderung durchs Leben.

Deshalb ist es so wichtig, sich einmal für sich selbst Zeit zu nehmen, Einkehr zu halten und das Leben Revue passieren zu lassen, zu schauen, habe ich alles richtig gemacht? Bin ich glücklich?

Ja, und wann tue ich das? Genau jetzt.?!!!

Gedanken zum Thema „Zeit"

Und in diesem Moment der Ruhe und Stille nehme ich meinen Atemrhythmus wahr, das Heben und Senken meines Brustkorbs im Einklang mit meinem Körper, Geist und Seele. Und mir wird auf einmal bewusst, wie sehr ich diesbezüglich in der Oberfläche meiner Wahrnehmung und Achtsamkeit war und bin. Und ich glaube zu wissen, dass dieses auf unser modernes "Zeiterleben" zurückzuführen ist, welches geprägt ist, von künstlicher Knappheit, Einschränkung, Hochgeschwindigkeit und dem Verlust unserer menschlichen Werte.

Sich Zeit zu nehmen, ist in unserer Gesellschaft das höchste Gut geworden. Doch wer hat sie? Jeder wünscht sie sich, aber keiner nimmt sie sich.

Zeit ist zum größten Rätsel des Kosmos mutiert und gehört einerseits zu den vertrautesten, andererseits zu den am wenigsten verstandenen Begriffen der Menschheit.

Wir sagen: "Die Zeit fliegt uns davon! Zeit ist Geld! Wir versuchen sie zu sparen und ärgern uns, wenn wir sie vergeuden.

Aber wir wissen nicht, was Zeit wirklich ist. Wir grübeln und denken seit Jahrhunderten darüber nach, suchen Antworten auf offene Fragen und Konzepte, den Begriff Zeit wissenschaftlich erklären zu können und erkennen nicht, dass Zeit letztlich ihre eigene Magie hat, einerseits eine menschliche Erfindung als gemessene Zeit, andererseits als gefühlte Zeit, die in unserer Erinnerung als ein Nichts oder als Ewigkeit zurückbleibt.

Letztlich hängt unsere Wahrnehmung von Wirklichkeit und Zeit vielmehr von der Intensität des Erlebten ab und den damit verbundenen Emotionen, die unser Zeitgefühl prägen.

Das bedingt, dass wir durch die Geschwindigkeit, Raumfahrt, Internet, etc. die Welt und uns selbst mehr und mehr aus den Augen verlieren. Und eines Tages wird es vielleicht unser Raum-Zeit- Gefühl nicht mehr geben, da sich laut Wissenschaft neue Dimensionen eröffnet haben und wir dann wie eine Katze in den Zeiten wie Vergangenheit, Gegenwart und Zukunft wandeln können.

Mit dem Kopf sind wir ja schon fleißig dabei. Dadurch sind wir aber auch nicht in der Lage zu erkennen, dass wir Zeit nur positiv erleben können - im Hier und Jetzt – dabei muss der Kopf frei werden, wo wir nur für uns da sind, für uns Zeit nehmen und uns dadurch wertvoll machen und unser Selbstwertgefühl steigern und stärken. Nehmen wir uns also Zeit, schenken wir uns auch mal Mußestunden. Sie tragen zu unserer Entwicklung bei, machen uns geduldiger, gründlicher in unserer Wahrnehmung und führen dazu, unser Gefühl für Gründlichkeit,

Gerechtigkeit und Verantwortung klarer zu entwickeln und zu leben.

Im Umkehrschluss bedeutet es aber für uns in unserer heutigen High-Speed Gesellschaft, die geprägt ist von Smartphone, Handy und Laptop, überall rund um die Uhr, zu jeder Tages- und Nachtzeit verfügbar zu sein. So hetzen wir durch die Welt, das Adrenalin immer am Limit, im Glauben, wir wären für die Gesellschaft unverzichtbar. Dass es anders gehen kann, zeigt uns einmal mehr die Corona-Pandemie.

Wie sehr wir dieser Tretmühle verfallen waren und bald auch wieder sein werden, zeigt der häufige Wechsel im Job, dem Arbeitgeber, dem Wohnort und letztlich immer öfter auch dem Partner, das alles unter der Prämisse, der Schnelle frisst den Langsamen. Unter welchen Opfern und Wertverlusten! Einmal ganz davon abgesehen, wir entfernen uns von dem höchsten Gut der Schöpfung, der Liebe und Nächstenliebe. Und wir erkennen nicht, dass wir selbst dabei auf der Strecke bleiben, da unser Alltag und unser Leben stets vollgefüllt ist, nur eben nicht erfüllt. Vieles im Leben geht uns dadurch verloren und fast alles zu schnell vorbei. Und kommen wir wirklich mal zur Ruhe, können wir mit dieser gewonnenen Zeit nichts anfangen. Uns ist langweilig, und wir versuchen die Zeit tot zu schlagen. Wir haben uns und unserer Seele dem Sinn des Lebens entrissen. Doch wer von uns weiß schon etwas von besagtem Sinn des Lebens, der Quelle der Liebe und des Lichtes. Wo Raum und Zeit aufgehoben sind, ist der Mensch glücklich und gesund.

Ich begehre die Zeit zu sehr, um ihr Wesen zu verfälschen. Ich hatte sie isoliert, indem ich mich unter Druck setzte und Stress aufbaut, hatte sie ignoriert, wenn sie mir Ruhe vergönnte. Ich habe ihre Wirklichkeit geleugnet, weil ich nicht erkannte, wann sie mir nutzt, mich zur Heldin, zum Helden erhebt, oder mir schadet, wenn sie mich zum Statisten degradiert auf der Verliererspur.

Ich kann nicht leugnen, dass die Zeit mir ab und an meine Sinne benebelt, aber gleichzeitig Klarheit und Klarsicht verschaffen kann. Deshalb ist sie für mich heute nicht dazu geschaffen, erkannt zu werden, sondern vielmehr er- und gefühlt, erlebt, ausgespäht und erfahren zu werden.

Wer das erkennt, der weiß, dass jede Analyse von Zeit eine Entweihung zur Folge hätte. Eine Entweihung seiner Selbst, von Gott und der Schöpfung. Denn in IHR ist alles gegeben, der Zyklus von Tag und Nacht, den Jahreszeiten, Ebbe und Flut, den kosmischen Gesetzen und letztlich dem Lauf des Lebens. Die Zeit, die alles bestimmt, Leben und Tod, Anfang und Ende, umfasst das große Geheimnis der gesamten Schöpfung, sie ist die Tür zum Glück, Zufriedenheit und Freude, wenn ich sie öffne, richtig nutze und dann in Liebe lebe, zu mir selbst, meinem Nächsten und zu Gott.

In diesem Sinn mache ich mich auf den Weg zurück ins Hier und Jetzt mit der Erkenntnis, wie wertvoll Zeit ist, wenn ich sie mir nehme, inne halte auf meinem Pilgerpfad durchs Reiki-Leben, um einfach nur glücklich zu sein.

Meditation „Zeit"

- *um aus der Hetze rauszukommen*

Ich bin ruhig, ganz ruhig und entspannt, ich sitze einfach nur so da, meine Gedanken kommen und gehen, wie Wolken im Wind, und ich gebe mich ganz der Harmonie dieses Augenblicks hin.

Alles was geschieht, geschieht zu meinem Besten. Ruhig und gleichmäßig atme ich ein und aus. Immer, wenn ich einatme, strömt in mich Licht, Liebe und Harmonie ein, immer, wenn ich ausatme, verlässt mich alles Negative und alles Unangenehme schwindet von mir. Jetzt lasse ich die Ruhe und Harmonie in mich einströmen und meine Umwelt mit jedem Atemzug mehr und mehr los. Nichts berührt mich, Raum und Zeit heben sich auf, und ich gebe mich ganz meinen Gefühlen hin, damit meine Seele Zeit findet und sich öffnet für die Welt der Liebe und des Friedens.

So falle ich in eine wohlige Entspannung, lasse alles hinter mir, was mich noch festhält, lege es auf einen Stuhl ab, während ich aufstehe und zur Tür gehe.

Ich stelle mir vor, wie ich sie öffne, hindurchschreite, und auf der anderen Seite erscheint vor mir eine wunderschöne Landschaft, wie ich sie leuchtender und gesünder noch nie zuvor gesehen habe.

Prachtvolle Wiesen breiten sich vor mir aus, ich atme den Duft von Kräutern und Blumen, höre das Summen der Bienen und werde begleitet von den schönsten Schmetterlingen in ihren schillerndsten Farben, wie ich sie nie zuvor gesehen habe.

Ein Potpourri an Aromen verwirrt meine Sinne. Mein Blut, mein Herz glauben an eine himmlische Offenbarung.

Vor mir taucht ein märchenhafter Wald auf. Ich werde angelockt durch das Zwitschern der Vögel und Rufen der Waldtiere.

Ich schreite hinein, und nach einer Weile öffnet sich der Wald zu einer traumhaften Lichtung.

Ein Wasserfall, dessen Gischt wie aus funkelnden Kristallen im Schein der Sonne vor meinen Augen erstrahlt, scheint bis in den Himmel zu führen.

Unerschütterlich steht er da, während das Wasser in ein kleines Becken strömt, in dem ein riesiger Fels liegt, um den es sprudelt und plätschert, wie aus einem Quell des Lebens.

Die Tropfen funkeln wie Diamanten und Perlen. Es scheint, als haben sie eine Musik angestimmt, die dazu dient, meinen Körper und Seele reinigen zu wollen. Ich habe Lust, mich darunter zu stellen und alle Sorgen abwaschen zu lassen.

Ich entscheide mich, meine Kleidung auszuziehen, gehe auf den Wasserfall zu, stelle mich auf den Felsen unter den Fall und fühle, das Wasser hat genau die Temperatur, die mir angenehm ist; erfrischend kühl oder wohlig warm. Ich stelle mir vor, dass dieser Wasserfall alles Schwere von mir abwäscht, allen Schmutz aus mir herauslöst, auch den, der mir gar nicht bewusst ist. Das Wasser weiß genau, was es abwaschen soll und was nicht. Es reinigt mich auch von innen, und gleichzeitig versorgt mich das Wasser mit frischer Lebensenergie. All der Schmutz, auch von dem ich gar nicht wusste, dass ich ihn mit mir herumschleppe, fließt ab. Der Wasserfall spült alles weg in das kleine Becken und mündet dann in einen kleinen Bach, der alles Schwere und Dunkle mit sich nimmt. Von seinen Ufern steigen Nebel auf, die in einer leichten Brise des Windes auch Essenzen von Orange, Zitronen und Mandelblüten mit sich führen.

Und durch die Reflektion des Lichtes entsteht plötzlich ein wundervoller Regenbogen, und ich fühle immer noch, dass das Wasser genau die Eigenschaften hat, die ich benötige, um geheilt, gereinigt und getröstet zu werden. Das farbige Licht in all seinen Spektralfarben durchströmt meine Zellen, fließt in meine Organe, durch meine Wirbelsäule, heilt, reinigt, entspannt und entgiftet überall da, wo ich es benötige, in Körper, Geist und Seele.

Und so fühle ich mich jetzt frei. So wie ich meine Kleidung abgelegt habe, sind auch all meine Sorgen, meine Hetze, mein Eilen, mit dem Wasser weggespült worden. Ungezwungen, glücklich und voller Lebensfreude stehe ich nun unter dem Wasserfall, solange wie es sich gut anfühlt, bis ich schließlich frisch und klar darunter hervortrete, mich anziehe und durch die Tür zurück in diesen Raum komme, mit dem Bewusstsein, wann immer mir danach ist, mich von dem wundervollen Element Wasser wieder reinigen zu lassen.

Je nach Gefühl, beende ich die Meditation mit kräftigen Atemzügen, recke und strecke mich und bin wieder im Hier und Jetzt, befreit von der Hetze des Tages.

Reiki - Beruf oder Berufung

Anamnese, Diagnose ohne Stoppuhr

Sicherlich ist in vielen Berufen der Faktor Zeit ein großes Problem und eine Herausforderung. Und ich erlebe es in vielen Bereichen des täglichen Lebens, wie stark wir uns diesbezüglich beschränken. Allein meine Erkenntnis, wie stark mein Hausarzt diesbezüglich durch die Krankenkassen und letztlich durch die Politik geknebelt wird, gibt mir zu denken, wenn vorgeschrieben ist, wie lange eine Anamnese, sprich Diagnose sein darf. Das zeigt einmal mehr, dass der Zeitfaktor nur in barer Münze aufgerechnet wird und nicht dem Wohle des Patienten dient.

Ich habe die Erfahrung gemacht, dass genau dieses Zeitproblem dazu führt, dass immer mehr Menschen sich öffnen für die alternativen Heilmethoden.

Da "wir" nicht mit der Stoppuhr unsere Behandlungen und Beratungen vollziehen, sondern Ruhe, Harmonie und Vertrauen schaffen für eine Basis, auf der allein durch die Atmosphäre und das entspannte Gespräch Heil geschehen kann, ist der Trend zu den alternativen Heilmethoden unübersehbar.

All diese Faktoren sind Voraussetzung dafür, ob mein Beruf auch Berufung sein kann.

Ich kann mich erinnern, dass 2019 dieses einmal Thema im Reiki Magazin war. Für mich ist diese Aussage eine ganz klare Philosophie; dass nur der in seinem Beruf glücklich sein kann, der ihn von ganzem Herzen ausübt, so pflegt man zu sagen, den Job mit Leib und Seele leben. Wobei das Wort ‚Job' für mich schon mit einem negativen Touch behaftet ist.

Ebenso die Dogmen, dass der Begriff ‚Beruf' mit Arbeit, Mühsal und Pein assoziiert wird.

Aussagen wie: "Erst die Arbeit, dann das Vergnügen, oder: "Ohne Fleiß kein Preis, "Arbeit ist blöd", tragen nicht dazu bei, dass man im Beruf glücklich sein kann oder ist. Also sollten wir diesbezüglich unser Denken neu überprüfen. Und dann kommen wir ganz schnell zu der Erkenntnis, dass wir uns schon in jungen Jahren nicht von unseren Fähigkeiten und Begabungen bezüglich unserer Berufswahl haben leiten lassen, sondern in erster Linie von den Verdienstmöglichkeiten und Aufstiegschancen.

Geschichte einer Friseurin

Ich denke hier an meine Friseurin, die mir erzählte, dass sie von Anfang an, direkt nach der Schule, den Beruf als Friseurin erlernen wollte. Ihre Eltern und ihr Umfeld hatten alles versucht, sie davon abzuhalten, machten ihn schlecht mit Kommentaren wie z.B. „den Leuten am Kopf rumfummeln", verdienst du doch nichts" und vieles mehr, um ihr den Herzenswunsch zu vermiesen. Wie sie erzählte, schrieb sie über 50 Bewerbungen für Büro – oder Bankberufe. Sie erhielt nur Absagen. Dann entschied sie sich gegen alle Unkenrufe doch für die Friseurausbildung, und gleich die zweite Bewerbung hat geklappt. Wie sie erzählte, bekam sie schon während der Ausbildung auch gutes Trinkgeld, und heute hat sie einen eigenen Frisiersalon. Ein Beispiel meiner Philosophie, dass, wenn ich etwas von Herzen tue, es sich stets auch zum Guten entwickelt.

Getrieben von der Macht des Geldes

Leider sieht die Wirklichkeit anders aus. Getrieben von der Macht des Geldes, Gier und Habsucht, bemerken wir erst spät oder gar nicht, dass wir der Tretmühle von Wirtschaft und Politik zum Opfer gefallen sind. Wohlbefinden und Nächstenliebe sind auf der Strecke geblieben. Unzufriedenheit und schlechte Laune haben wir mit nach Hause genommen und das Resultat ist: "Frustration, unglückliche Familie, Krankheit, Schaden an der Gesundheit, alles in allem totale "Lebensunzufriedenheit".

In unserer Gesellschaft hat sich eine Haltung gegenüber der Arbeit eingeschlichen, die schrecklicher nicht sein kann. Einerseits spricht man von Mühsal, Ausbeutung und körperlicher Schädigung, so dass man diesbezüglich einen Ausgleich schaffen muss, z. B durch Wellness-Urlaub, aktionsreiche Wochenenden und Hobbies, die letztlich auch wieder zu Stress und Burnout führen. Wie schrecklich, wenn Eltern dieses Szenario auch noch vorleben und behaupten, so glücklich und zufrieden zu sein, und andererseits die Politik noch eins drauf setzt, und das Renteneintrittsalter auf 67 Jahre heraufsetzt.

Die Erfahrung aus meiner Praxis hat mir gezeigt, dass nur der im Beruf glücklich ist, der ihn von Herzen lebt und im Einklang mit sich selbst und seinem Umfeld ist und dies zur Philosophie des Lebens erklärt. Dann lebt man viel gesünder, ist glücklicher als der Durchschnitt, benötigt weniger Urlaub und profitiert von einer exzellenten Lebensqualität.

Also ändere deine Einstellung zu deiner Arbeit, deinem Beruf. Es ist wie mit dem Spiegel und der Wut gegenüber meinem Übungspartner. Ihn kann ich nicht ändern. Also ändere dich selbst und demzufolge auch deine Einstellung zur Arbeit und du wirst glücklich.

Job-Suche nach der Prämisse: "Wo verdiene ich gut und werde reich?" ist der falsche Ansatz. Reich werde ich nicht durch den schnöden Mammon. Reich ist und wird man nur durch die Liebe des Herzens.

Die Aussage: "Ich muss zur Arbeit"; sollte mich zum Umdenken bewegen, nämlich: "Ich darf arbeiten."

Studien belegen, dass Menschen, die Arbeit haben, zufriedener sind als Menschen, die ungewollt ohne Arbeit sind, und dass der Verzicht auf schulische Bildung langfristig Kinder unglücklich macht. Erlebt habe ich das bei meinen Nachbarskindern in der Coronakrise. (Nach 4 Wochen Frust, wollten sie wieder zur Schule, obwohl sie vorher diese nicht so gern besuchten). Im Umkehrschluss hat das zur Folge, dass Kinder mit dem Selbstverständnis aufwachsen würden, dass Schule etwas Gutes ist, obendrein kostenlos, dankbar können sie erkennen, dass sie hingehen dürfen und das Ganze auch noch mit Freude.

Welch positive, bejahende Lebenseinstellung wäre dies für unsere Gesellschaft weltweit. Sie würde friedvoller, kreativer und kooperativer miteinander umgehen und ein Gewinn für die gesamte Schöpfung sein.

Beruf = Berufung für mich als überzeugter "Reikianer" und Christ, ein "Muss" eine Verpflichtung!

Was aber ist Reiki in Verbindung mit unserer Berufung?

Berufung:
Symbol für die Leichtigkeit des Seins

Schon in der Redewendung "Reiki to go" schwingt eine Leichtigkeit und Freiheit mit, die eine gewisse Einfachheit von Reiki auszeichnet, was genau diese Kombination Berufsbild als Berufung allein schon symbolisiert.

Hier meine ich nicht, dass wir die Reiki Ausbildung und Einweihung auf Internet-Niveau degradieren. Vielmehr sehe ich in der Komplexität der vom Berufsverband Pro Reiki vorgegebenen Berufsausbildung einen wichtigen und richtigen Schritt, hin zu einem vom Gesetzgeber anerkannten Berufsbild der Zukunft im Bereich des Gesundheitswesens.

Und auf dieser Basis, habe ich, wie anfangs schon beschrieben, mein wichtigstes Handwerkszeug auf meiner Pilgerwanderung durchs Leben dann auch stets dabei, ob als Lehrling (1. Grad), Geselle (2. Grad) oder als Meister (Meistergand) und dem Lehrer mit den entsprechenden Qualifizierungen.

Genau vor diesem Hintergrund einer vorbildlichen Ausbildung und Lebensausrichtung wird Reiki zur Berufung und zur Stütze in allen Lebenslagen, zur Freude, zum Heil und zum Glück, für den Auszubildenden = Schüler, den Ausbilder = Meister und

Lehrer und letztlich für mich, meinen Nächsten und der gesamten Schöpfung.

Bewahren wir uns deshalb dieses wertvolle Gut "Reiki" und setzen es nicht durch Leichtsinn und Überheblichkeit, Habgier und Machtgebaren leichtfertig aufs Spiel.

Damit nicht genau vor diesen negativen Ansprüchen diese wundervolle Heilmethode ins schlechte Licht gerät und ihre Anwender dadurch in einen schlechten Ruf geraten, um als Scharlatane beschimpft zu werden, ist aus meiner Sicht dieser Weg unumgänglich.

Wer will das schon?

Doch nur jemand, der sich bereits auf dieser Ebene, diesem Niveau befindet!

Reiki – Ausbildung

Stellen sich in diesem Zusammenhang doch die Fragen:

Was Reiki ist?

Was Reiki nicht ist?

Religion - Liebe - Wahrheit – Licht?!

Ich will zum einen diese Fragen im Sinn der Reiki Allianz beantworten, zum anderen, was es für mich ist.

Was ist Reiki?

Reiki ist eine Wissenschaft, die universelle Lebenskraft zu aktivieren.

Reiki ist eine leicht zu erlernende Behandlungstechnik und überall gefahrlos anwendbar.

Reiki ist für dich und jedes Lebewesen, das täglich Energie verbraucht.

Reiki ist eine Technik zur Aktivierung, Wiederherstellung und Harmonisierung natürlicher Energie.

Reiki ist zum Helfen, Heilen, Vorbeugen von Störungen, Aufrechterhalten echten Wohlbefindens, zur Verwandlung und Erleuchtung.

Reiki ist leicht mit medizinischen und anderen Therapien zu kombinieren.

Reiki ist Selbsthilfetechnik für persönliches Wachstum und Transformation.

Reiki wirkt und passt sich dem an, was der Empfänger braucht und ist sicher.

Reiki ist eine genaue Technik, um deine Energien auf allen Ebenen, physisch, emotional, mental und geistig, ins Gleichgewicht zu bringen.

Reiki ist eine Energie-Grundform der Natur.

Reiki ist Licht und Liebe in Vollkommenheit.

Was Reiki nicht ist!

- Eine Religion, ein Kult- und Glaubenssystem
- Ein Dogma oder eine besondere Doktrin
- Schlichtes Handauflegen
- Eine Art von Bewusstseinskontrolle oder Hypnose
- Eine Art Wunschdenken
- Nur anwendbar, wenn du krank bist
- Nur für wenige da
- Eine Interpretation
- Ein Arztersatz

Was Reiki für mich ist

Doch für mich ist Reiki viel mehr!

Es ist das wunderbare Verhältnis zwischen Schüler und Lehrer. Es ist die Weisheit, die mir ein chinesischer Arzt (TCM), der auch die Ausbildung zum Humanmediziner hat, sagte: "Ein Arzt oder Heiler, egal welcher Couleur, lernt sein ganzes Leben lang."

Es ist die Freiheit, die Gott uns mit der Geburt geschenkt hat, unseren Lebensweg selbst zu gestalten. Es ist, Dankbarkeit und Demut zu zeigen, in Freud wie in Leid. Es ist Licht, Liebe und Harmonie . Es ist Heil in Kombination mit Segen und Gebet.

Reiki ist ganz einfach, ein Geschenk.

Kontroverse Diskussion um „Reiki"

Ich kann mich noch gut an die kontroversen Diskussionen erinnern, was Reiki ist und was Reiki nicht ist.

In meinen über 15 Jahren, die ich jetzt Reiki praktiziere, ist mir immer wieder aufgefallen, dass, wenn ich auf diesbezüglichen Events war, stets gepredigt wurde, „Reiki ist keine Religion, oder Reiki ist keine Sekte, und Reiki hat auch nichts mit Kirche zu tun etc." Eingeweihte wissen das.

Und wie eine Litanei dudelt man stets herunter, was Reiki nicht ist, statt schlicht und einfach zu sagen, was Reiki ist, nämlich, eine sehr wirksame alternative Heilmethode, wie sie unter anderem an der Unfallklinik der Charité in Berlin umgesetzt und praktiziert wird.

Gerade diese Leier, was Reiki **nicht** ist, suggeriert im Umkehrschluss den Teilnehmern solcher Events, da es in der Esoterik das Wort „nicht (nein) – gar nicht gibt", dass Reiki doch eine Religion ist, zumindest aber einen religiösen Effekt ins Unterbewusstsein ruft.

Denn" religio" bedeutet: "Wieder – oder Rückverbindung." Das zeigt einmal mehr, dass einige Reiki-Meister/Lehrer den Begriff „Religion = Religio" nicht richtig verstanden haben.

Ich denke, wer sich einmal mit diesem Begriff auseinandergesetzt hat, wird verstehen, dass Reiki nichts mit religiösem Eifer und Frömmigkeit zu tun hat, sondern vielmehr eine Verbindung schaffen kann zu Glauben und Kirche, wie ich in meinem Artikel im Reiki Magazin 2019 berichtete.

Reiki und Religion = geht das?

Wie anfänglich erwähnt, hier noch einmal Reiki in Verbindung zum Thema Religion.

Reiki und Religion sind in Kombination sehr hilfreich. Diese Erfahrung konnte ich als ehrenamtliches Mitglied der ev. Kirchengemeinde in meinen Andachts-Gottesdiensten persönlich machen.

Nervosität, Schreie einer Gläubigen im Gottesdienst, krankheitsbedingt und dadurch hervorgerufene Unruhe in der Gemeinde, konnte ich durch Reiki (Anwendung des 2. Grades) neutralisieren und somit unter den Gläubigen Vertrauen und Harmonie herstellen .

Auch die jungen Konfirmandinnen, die mich in meinen Gottesdiensten wunderbar unterstützten, konnte ich auf diese Weise für Reiki begeistern.

Reiki und Kirche gehen demzufolge doch zusammen und eine weitere diesbezügliche Erfahrung durfte ich auf unserer Pilgerwanderung rund um die Zugspitze machen.

Es ist schon richtig! Reiki ist keine Religion und auch nicht Kirche, aber Reiki geht sehr wohl in Verbindung mit Kirche.

Und ist letztlich auch eine Bereicherung für beide Seiten.

So erfuhr ich laut Aussage einer Freundin, die mit auf der Pilgerwanderung war, dass unser Pfarrer mich unbedingt mit dabeihaben wollte, da er glaubte, dass wir durch meine Reiki-Fähigkeiten in der Gruppe doppelt geschützt wären, zum einen unter dem Schutz Gottes und zum anderen auch noch unter dem gesundheitlich-heilerischen Schutz wandeln würden.

Das spiegelte sich auch in der Tat wieder. Es begann mit einem Teilnehmer, der stürzte und eine Platzwunde erlitt und dem Reiki gegeben wurde, sodass er am nächsten Tag wieder fit war und weiter mitlaufen konnte. Es gab Begegnungen mit anderen Menschen, die unsere Gruppe glücklicher verließen, und es endete durch Handauflegen, um Kraft zu schenken.

Noch ein Beispiel: Eine Dame, die ebenfalls mit auf der Wanderung war, mit Reiki jedoch nichts am "Hut" hatte, wurde von einer Wespe gestochen. Große Aufregung, da sie angeblich allergisch darauf reagierte. Ich wollte sie mit Reiki behandeln, sie lehnte ab. Da ich mich auch mit Kräutern etwas auskenne, suchte ich Wegerich, zerdrückte ihn, um die ätherischen Öle zu lösen, und fragte sie, ob ich ihn auf den Einstich legen dürfte. Sie stimmte zu. Ich legte die Kräuter mit meiner Hand auf, automatisch fließt ja auch Reiki, und nach ein paar Minuten ging die Schwellung zurück, danach musste ihr Mann die Kräuter mit einem Pflaster fixieren.

Nach ca. einer Stunde fragte ich sie, wie es ihr ginge. Sie sah mich verwundert an, konnte die Frage gar nicht einordnen, da sie den Wespenstich total aus ihrem Kopf gestrichen hatte.

Wie wunderbar doch Reiki sein kann.

Reiki und Kirche

Reiki ist so vielseitig anwendbar und umsetzbar wie das Leben. Deshalb sollte man Reiki nicht nur auf die Ebene des Heilens (Pro Reiki) reduzieren, denn ich habe als ehrenamtliches Mitglied unserer ev. "Kirchengemeinde Altkreis Warburg" (NRW) Reiki schon in den unterschiedlichsten Bereichen anwenden und umsetzen dürfen. Ob in einer Meditation in unserer Kirche oder als Vortrag unter dem Motto alternativer Heilmethoden im Gemeindehaus. Meine neueste Erfahrung mit Reiki liegt in der Gestaltung des Gottesdienstes und seiner Liturgie. Das erste Mal durfte ich am Passionssonntag "Judika", den ich mit 3 Konfirmandinnen gestaltet habe, Erfahrungen sammeln. In meinem Gottesdienst am 02.06.2019, dem 6. Sonntag nach Ostern mit dem Namen "Exaudi", den ich mit einer jungen Konfirmandin Anne Dielschneider gestaltete, war die Reiki - Energie (übersetzt = Lebensenergie) , sprich göttliche Energie, allgegenwärtig.

Ob bewusst oder unbewusst hat sie uns während des gesamten Gottesdienstes begleitet und sich auf die Gemeinde übertragen, sodass es für alle eine harmonische Andacht war.

Sicherlich ist Reiki für den Großteil seiner Anwender/innen primär in Heilbereichen, wie der Medizin und Pflege etc. anzuwenden, doch sollte man sich nicht ausschließlich auf diese Bereiche festlegen, da Reiki sprich "Lebensenergie" in allen Lebenslagen und Situationen den Menschen letztlich "Heil, Licht und Liebe" bringt. Deshalb sollte Reiki für jeden Anwender/in nicht nur Beruf, sondern auch Berufung sein, wie ich glaube.

Letztlich spielt es jedoch keine Rolle, ob Reiki durch Meditation, durch "Handauflegen", wie Jesus es tat, oder im Gottesdienst angewendet wird, (2.Grad), um Ruhe und Harmonie in die Gemeinde zu bringen, entscheidend ist doch die Motivation des/der Anwenders/in. Dann stellt sich auch nicht die Frage: "Was Reiki ist, oder nicht ist." Denn mit dem Wissen und dem Vertrauen, dass Reiki göttliche Energie ist, werden wir stets mit Kraft, Mut und Selbstvertrauen beschenkt, in allen Lebenslagen, denn was Gott liebt, wird er niemals loslassen.

Glaube, Vertrauen - Verstehen = Wahrheit / Liebe

Ich hatte vor kurzem mit jemanden gesprochen, die Person kommt mit vielen Arztpraxen in Kontakt, dass diese davon ausgehen, dass es im Herbst eine 4. Coronawelle geben wird.

Hier fängt der Glaube an. Man sagt, Glaube kann Berge versetzen. Ich weiß, als ich etwa im Mai 2020 sagte, dass uns Gott zu Weihnachten ein Mittel gegen Corona schenken würde, mich alle als esoterischen Spinner abgestempelt hatten, da ja laut Wissenschaft es ca. 3 Jahre dauert, ein Gegenmittel zu entwickeln. Wir bekamen das Geschenk. Letztlich wurde ich einmal wieder von einer Impfverweigerin und "Heilerin" diesbezüglich in eine Diskussion verwickelt. Sie meinte, die Impfstoffe seien schädlich, gefährlich etc.

Sicherlich bergen sie Risiken, es ist wie mit den Röntgenstrahlen. Hier spiegelt sich die Dualität der Schöpfung. Zum Heil in der Medizin - zum Fluch in der Atomwaffe. Aber genau die Tatsache, dass wir den Impfstoff schon nach wenigen Monaten (nach einem Jahr) bekamen, beweist einmal mehr, dass es zu unserem Nutzen und Wohl ist. Ich will niemanden zum Impfen überreden, jeder trägt für sich die Verantwortung. Aber genau hier wirkt Glaube, Vertrauen, Verstehen. Denke ich positiv, schadet mir der Impfstoff nicht, habe ich Angst, ziehe ich das Negative an.

Mein Vertrauen ist ausschlaggebend, ich hatte keine Angst, mich mit Corona anzustecken, Schutzmaßnahmen befolgt, dann geimpft, jetzt frei von meinen Ängsten.

Und das macht mich demütig. Aber genau diese Demut und Hingabe lässt mich in heilende Qualitäten hineinwachsen, und das bedeutet auch, dass nicht ich heile, sondern "Er - Gott" heilt. Wir sind seine Helfer, indem wir heilsam und heilend durch Wort und Tat den Menschen zur Seite stehen, als "Diener", die auf diese Weise dazu beitragen, rein und in Liebe heilend wirken zu dürfen.

Deshalb ist Heilung für mich ein Zustand von Gnade, den ich begleiten darf, etwas, dem ich mich zur Verfügung stelle, etwas, das durch mich hindurchwirkt.

Denn ich weiß, dass eine natürliche in uns wirkende Heilkraft existiert, die einerseits auch für mich immer ein Geheimnis bleiben wird, andererseits, wenn ich im tiefen festen Glauben bin, an mich und an Gott, Kräfte freisetzen kann, die Wunder geschehen lässt.

Aber wenn es um Heilung geht, geht es letztlich immer um das Leben. Und wollen wir es verstehen, sind aus meiner Sicht drei Grundpfeiler unumgänglich: Nichtwissen, welches mit einer Offenheit für das Unergründliche einhergeht, Liebe, durch welche Heil geschieht und Wahrheit, die dieses Nichtwissen durch die wahre Liebe über den Glauben zur Wahrheit werden lässt. Dies "Alles" in seinem Ursprung von Gott aus der Quelle geschaffen, ist reines Licht und wahre Liebe.

Reiki, die Heilmethode?

Da ich wirklich von Reiki überzeugt bin, trage ich auch das Reiki-Symbol sichtbar am Revers meines Sakkos. Oftmals werde ich dann danach gefragt, was das ist. Meine Antwort ist dann stets die gleiche. Das Symbol steht für die alternative Heilmethode Reiki, die ich vertrete, lehre und ehre. Sie ist eine von vielen Wegen, wenn man auf der Suche nach seinem Lebenssinn und seinem persönlichen Wachstum ist, um dieses zu stärken und zu vervollkommnen.

In der heutigen Zeit bietet die Welt ein großes Angebot auf dem alternativen Markt der Heilmethoden, sodass für jeden, der auf der Suche nach Lebenskraft und Lebensfreude ist, unendlich viele Möglichkeiten offenstehen.

Und ich bin überzeugt, für jeden ist etwas dabei, um sozusagen mit den Worten der Kanzlerin gesprochen, abgeholt zu werden, um erste Schritte und Erfahrungen in ein neues Bewusstsein zu gehen.

Meine Erfahrung dabei hat mir gezeigt, dass es keine bessere oder schlechtere Methode gibt. Alles ist richtig, wenn ich es mit dem Herzen wähle, am rechten Ort und zur richtigen Zeit. All meine Entscheidungen über meinen Beruf, Familie, Umfeld wie auch sogenannte negative Erlebnisse, wie z.B. Trauer und Krankheit, helfen mir dabei, diese wichtige Erkenntnis umzusetzen und zu leben.

Mittlerweile gibt es so viele Heilmethoden und fast täglich sprießen immer mehr aus dem Boden und auf den Markt der Esoterik, dass es zu Unsicherheit und Skepsis führen kann.

Auch im Bereich Reiki gibt es schon derart viele verschiedene Richtungen, die dazu führten, dass unter den Reiki-Meistern eine Spaltung entstanden ist.

Immer wieder wurde ich mit unterschiedlichen Aussagen und Richtungen konfrontiert, sodass ich mich entschloss, dem Berufsverband Pro Reiki beizutreten und nach seinen Satzungen und Richtlinien zu lehren und zu handeln.

Sicherlich wird es immer wieder neue Wege, Richtlinien, Lehren, Symbole und Zeichen geben, und in der Zeit der Corona-Krise splitterten sich wieder einige ihres Wissens aus den vom Verband festgelegten Werten und Normen aus Profit und Existenz-Gründen ab. Doch glaube ich, dass Reiki nur seine Kraft und Energie erhalten wird, wenn wir uns für die Grundwerte, Grundidee und Grundrechte dieser Heilmethode einsetzen und alles tun, um sie zu erhalten.

Zweifler wird es immer wieder geben. Das zeigt uns auch die Corona-Krise. Wie in der Politik, weiß man dann hinterher mal wieder alles besser. Das Paradoxe dabei ist, egal welche Entscheidung ich getroffen habe, auch unter der Prämisse zum Wohl der Menschen, wird sich immer wieder jemand finden, der etwas zu meckern oder zu beanstanden hat. Hierzu auch mein Artikel im Reiki-Magazin 2020.

Zweifel

Eine Kolumne von Janina Köck "Zweifel" spricht in einem Reiki Magazin mir da aus der Seele. Ihre Aussagen bezüglich Humbug und Hokuspokus in Verbindung mit Reiki kann ich nur bestätigen. Ich gehe sogar einen Schritt weiter, denn immer öfter erfahre ich durch ehemalige Schüler von mir, dass Reiki als negative Energie bezeichnet wird. Ja, dass sogar behauptet wird, Reiki würde schlechte Schwingungen erzeugen. Wie dumm!

Wie sie, machte auch ich den Prozess durch, Zweifler und "Negativler" überzeugen zu wollen oder mich zu rechtfertigen. Heute weiß ich, dass ich / wir das nicht mehr brauchen, da Reiki und meine / unsere Erfahrungen für sich sprechen, wie ich auch in meinem Artikel "Die zwei Seiten der Medaille von Reiki" - im Reiki Magazin berichtete. Sicher sind Zweifel gerechtfertigt, doch nach Gesprächen mit meinen Schülern über besagte Aussagen entsprechender Personen wurde klar, dass oftmals Neid, und auch der Versuch hinter den Ausführungen stand, eigene Praktiken und Heilmethoden aus Profitgier als erfolgsversprechender anzupreisen.

Letztlich ist entscheidend, wie ich damit umgehe und mit welcher Überzeugung ich Reiki lebe. Meine Reiki-Gruppe in Warburg sendete ein Jahr lang täglich Fernreiki um 20 Uhr mit Meditation und dem Entzünden einer Kerze in die Corona-Pandemie. Für uns schien Licht in die Situation zu kommen. In China war ein Rückgang der Erkrankungen zu verzeichnen, und die Diskussionen um Erleichterung der Einschränkungen gaben Hoffnung, dass Reiki / Fernreiki mit dazu beitragen, die Pandemie zu bewältigen. In diesem Sinn vertrauen wir weiter auf unser Wissen, dass Reiki keiner Rechtfertigung bedarf, da seine lebendige Botschaft für sich spricht.

Die Botschaft

Außerdem sollten wir aufhören, uns dafür zu entschuldigen, dass wir Reiki geben und praktizieren, sondern dankbar sein, dass wir es dürfen, dass wir auf dem Weg sind und diese alternative Heilmetode immer weiter im Fokus der Öffentlichkeit fortschreitet und anerkannt wird. Wir müssen uns nicht rechtfertigen, wir müssen aber andere auch nicht überzeugen. Denn allen Unkenrufen zum Trotz, unsere Ergebnisse am Unfallkrankenhaus der Charité in Berlin, im Fernreiki und an den Studien an der Universität in München in Kooperation mit 5 beteiligten Kliniken, beweisen unsere Kompetenz.

Das sollte uns stärken und motivieren, Reiki weiterzugeben, selbstbewusst zu handeln, achtsam damit umzugehen und dementsprechend als Lichtbringer der Liebe zu agieren.

Allein aus der Tatsache und dem Anspruch, was das Wort Reiki bedeutet, nämlich "Universelle Lebensenergie" erübrigt sich doch in aller Konsequenz jegliche Diskussion darum, was Reiki ist, und was Reiki nicht ist.

Diese Energie genannt Ki, Chi, kosmische - göttliche Energie oder Prana etc., Bezeichnungen hierfür gibt es genügend, ist doch überall für jedermann und jede Frau verfügbar, zu empfangen und anzuwenden. Und sie ist uneingeschränkt positiv, da sie nur göttlichen Ursprungs sein kann.

Sicherlich gibt es Unterschiede in der Anwendung, Ausrichtung und Arbeitsweise, das liegt schlicht und einfach an der Vielzahl der Heilverfahren und Methoden. Chi Gong, Yoga, Prana, Chakra, Meridian, Quanten-Heilung und nicht zuletzt auch Reiki, um nur einige zu nennen, die mit dieser gesegneten Kraft, deren Ursprung Licht, Liebe und die Wahrheit ist, täglich kommunizieren und arbeiten.

Aber genau hier ist die Schaltstelle, an der diese wundervolle Energie ins Negative abdriften kann, nämlich in der Art und Weise, wie ein Heiler, Therapeut mit dieser Kraft / Macht umgeht.

Schwarze Magie / Aberglaube

Ich habe noch gut in Erinnerung, dass ein Onkel von mir, wir waren noch Kinder, erzählte, dass jemand in seinem Dorf Kühe verhext hat, dass sie schlechte Milch gaben, oder dass Mensch und Vieh krank wurden, er gab noch viele andere Gruselgeschichten zum Besten, für mich heute "Schwarze Magie." Für ihn war das Wissen, Weisheit und Magie aus den Schriften der Bibel (6 - 8 Buch Mose). Er erzählte auch immer davon, dass in der Bibel ein Schlüssel, ein Code enthalten sei, und dass derjenige der ihn lösen könne, zaubern und heilen könne. Aber auch negative Dinge, wie Verwünschungen, ich sage aus heutiger Sicht auch Exorzismus, Teufelsaustreibungen und wer weiß, was noch alles im Namen Gottes negativ veranstaltet wurde, sind hier verankert. Ich rate nur, lasst die Finger davon. Ich habe diesbezüglich, als ich Soldat war, persönlich Erfahrungen machen dürfen in diesem Zusammenhang.

Deshalb weiß ich heute, dass "Schwarze Magie" genau wie "Weiße" funktioniert, und beides eine Wirkung hat. Weiße Magie kommt von den Kräften des Lichts, Schwarze Magie von den Kräften der Dunkelheit, des Ungleichgewichts. Die Entscheidung und Verantwortung liegt bei mir, welchen Kräften ich mich öffne, ob mein Handeln gut oder schlecht ist.

Weiße Magie

So bete ich vor jeder Behandlung, wohlwissend, dass ich mit der göttlichen Kraft arbeiten darf: "Dein Wille geschehe und nicht mein Wille geschehe."

Auch unter Beachtung der Kosmischen Gesetze, z. B. dem Gesetz der Resonanz, was ich säe ernte ich, wäre ich doch beschränkt, negativ zu handeln, wohl wissend, dass alles auf mich zurückfallen würde.

Also frage dich immer: Willst du gesund bleiben oder erkranken. Und die Prüfungen diesbezüglich können manchmal sehr schwer sein.

Oft höre ich in diesem Zusammenhang: "Wenn du mit Reiki arbeitest, brauchst du dich nicht zu schützen. Reiki ist doch Lebensenergie und grundsätzlich positiv." Das stimmt genau, aber bist du während einer Behandlung immer voll fokussiert und in der göttlichen Verbindung des Lichtes und der Liebe?

Und genau aus diesem Grund habe ich mir einen täglichen Ritus angewöhnt, der mich schützt, reinigt und mir stets das Vertrauen schenkt, behütet und bewahrt zu sein.

Nach dem Aufstehen mache ich mein Reinigungsritual, nach dem Frühstück meine Heilmeditation für meine Klienten und Fernreiki-Kunden.

Seit Corona wird jeden Abend um 20 Uhr ein Teelicht zum Wohl für alle Kranken und in Not und Elend befindlichen Menschen auf der Welt angezündet, um das Leid zu lindern, damit Heil geschehen kann auf allen Ebenen.

Und seit über zehn Jahren mache ich jeden Donnerstag um 22:00 Uhr eine Heil- und Friedensmeditation, für meine Klienten, Freunde, den Frieden auf der Welt und die gesamte Schöpfung.

Ich könnte die Liste weiter fortführen. Doch wie ich von vielen Heilern und auch Psychologen weiß, ist es für uns eine persönliche Bereicherung, wenn wir abends im Bett den Tag noch einmal Revue passieren lassen, um mit den positiven Erlebnissen einzuschlafen, zum Wohle unsere Seele.

Gebete – Beispiele

(kann jeder/jede nach Belieben für sich gestalten/verändern)

Vor einer Behandlung, vor dem Einschlafen

Gott, Vater, Sohn und Heiliger Geist, Erzengel Michael und alle heiligen Engel, ich (ihr Name) rufe nun eure Energie und eure Kraft in diesen Raum.

Ich (ihr Name) bitte euch nun, mich zu segnen und meine Hände zu segnen, so dass ich ein reiner Kanal für die Heilkraft bin. Ich bete dies, während die heilende Energie durch meinen Körper strömt; sie segnet, säubert und reinigt mich und jeden, mit dem ich arbeite.

Bitte führt und leitet mich an allen Tagen meines Lebens, sodass ich dienen kann. Ich bete, dass alles, was in meinem Leben geschieht, zum Höchsten und Besten aller Beteiligten geschieht.

Reinigungsgebet / nach dem Aufstehen

Ritus *(Arme abstreifen von der Schulter bis zu den Fingern - 3x links und rechts, dann Hände auf die Oberschenkel legen, Handfläche nach oben)*

Gebet: Ich bitte um Schutz und Führung auf dem Wege des Lichtes. Möge mit jedem Atemzug noch mehr Liebe, Licht, Harmonie und Heil in mich einströmen, mich reinigen, stärken und heilen auf dem Wege des Lichtes.

7 mal durchatmen!

1. *Atemzug = Gesundheit*

2. *Atemzug = Schönheit (innen wie außen)*

3. *Atemzug = Erfolg (energetisch wie materiell)*

4. *Atemzug = Licht (ich bin das Licht)*

5. *Atemzug = Liebe (in bin Liebe)*

6. *Atemzug = Heil (in meinem ganzen Sein)*

7. *Atemzug = Frieden (in mir und in der ganzen Welt)*

(rechte Hand auf das Herzchakra legen – und danke sagen)

Die Usui Lebensregeln:

Ja, auch die Lebensregeln des Reiki können wie ein Gebet wirken, wenn sie als Mantra gesprochen werden.

Das zeigt einmal, welch großen Stellenwert sie im Reiki besitzen und wie wichtig sie für mich auf meinem Weg „Reiki to go sind".

- **Gerade heute ärgere dich nicht!**

- **Gerade heute sorge dich nicht!**

- **Ehre deine Eltern, Lehrer und die Älteren!**

- **Verdiene dein Brot ehrlich!**

- **Sei dankbar für alles Leben!**

Die Urfassung der fünf Lebensregeln:

Kyo dake wa	**Heute**
Ikarn na	**Ärgere dich nicht!**
Shinpai sana	**Sorge dich nicht!**
Kansha shite	**Sei dankbar!**
Gyo hage me	**Arbeite hart!**
Hito ni shinsetu ni	**Sei freundlich zu den Menschen!**

Die zehn Gebote

luth. Tradition 2.Mose: 20,1-17

1. Ich bin der Herr, dein Gott. Du sollst nicht andere Götter haben neben mir.
2. Du sollst den Namen des Herrn, deines Gottes, nicht unnütz gebrauchen; denn der Herr wird den nicht ungestraft lassen, der seinen Namen missbraucht.
3. Du sollst den Feiertag heiligen.
4. Du sollst deinen Vater und deine Mutter ehren, auf dass dir's wohlergehe und du lange lebst auf Erden.
5. Du sollst nicht töten.
6. Du sollst nicht ehebrechen.
7. Du sollst nicht stehlen.

8. Du sollst nicht falsches Zeugnis reden wider deinen Nächsten.
9. Du sollst nicht begehren deines Nächsten Haus.
10. Du sollst nicht begehren deines Nächsten Weib, Knecht, Magd, Vieh noch alles, was sein ist.

Die 5 Lebensregeln im Konsens mit den 10 Geboten und den irdischen Gesetzen.

Kürzlich las ich, dass man die 10 Gebote letztlich auf zwei reduzieren könnte, da zehn zu befolgen für uns viel zu schwierig sei, laut Paul Ferrini. (Buch: Gesetze der Liebe). Und wenn diese konsequent gelebt würden, wir Frieden auf der Welt hätten.

Ja, allein die Lebensregeln Usui's zu halten, fällt uns schon schwer, ebenfalls die zehn Gebote, von den tausenden irdischen Gesetzen (z.B. Grundgesetz) einmal abgesehen, die immer wieder gebrochen oder umgangen werden. Man sieht: „Je mehr Gesetze, desto mehr Verstöße und Hintertüren werden gesucht. Folge: „Je mehr Recht, desto mehr Unrecht".

Und mit der besagten Konsequenz ist es wie mit der Ehrlichkeit und Wahrheit. Sie zu leben im täglichen Miteinander zeigt uns einmal mehr, wie schwer ihre Umsetzung diesbezüglich ist. Wie viele Ausreden, Ausflüchte, ja Lügen wir benötigen, um unser Handeln zu rechtfertigen. Hinzu kommt noch die entsprechende Sichtweise jedes Einzelnen, wo schließlich von Notlüge gesprochen wird, die ja nicht so schlimm sei und zu entschuldigen wäre. Doch Lüge bleibt Lüge, wie Glück gleich Glück bleibt und

Wunder gleich Wunder, weil es keine großen und kleinen Wunder gibt.

Letztlich ist das Leben doch ganz einfach.

Wenn ich keine Sorgen habe, (1. Lebensregel) mich nicht ärgern muss (2.Lebensregel), fällt mir mein Handeln leicht, meine Arbeit macht mir Spaß und mir geht alles leicht von der Hand. Ich verrichte alles mit Freude, bin hilfsbereit, tue automatisch mehr als nur nötig, dadurch fleißig (3. Lebens-regel), weil ich mich selbst, meinen Nächsten, ja letztlich die ganze Welt liebe (somit 4. Lebensregel) bin ich automatisch dankbar für die Kraft und das Leben, welches mir geschenkt wurde (5. Lebensregel).

Für mich gibt es keinen Zweifel, dass die Lebensregeln von Dr. Usui, als auch die 10 Gebote aus Moses, in letzter Instanz das Göttliche, nämliche die Liebe und das Licht widerspiegeln. Sie zu leben, sollte Ziel jedes Menschen sein und ist aus meiner Sicht auch der Sinn unseres Seins. Wir leben das in unseren Inkarnationen, ganz besonders stets in der "Jetzigen / Gegen-wärtigen," in der wir altes Karma am besten aufarbeiten kön-nen.

Bezüglich der irdischen Gesetze hat jedes Land seine eigene Verfassung, und sie dienen der jeweils staatlichen Ordnung, doch wird immer wieder aufs Neue versucht, sie zu umgehen, auszuhebeln und auch durch Winkeladvokaten zu unterwandern und auszuschalten.

Bei Gott ist das alles unmöglich. Seine Gesetze (kosmischen Gesetze) z. B. von Ursache und Wirkung, sind klar und unumstößlich. Was ich säe, ernte ich. Alles, was ich tue, kommt auf mich zurück, da es bei Gott keinen Raum und keine Zeit gibt. Irgendwann fragt sich dann der eine oder andere: „Warum ist mir das passiert?" Genau deshalb, weil ich einst die Ursache dafür gesetzt habe!

Man könnte meinen, ich kann meinem Schicksal nicht entkommen. Wenn man so will, ist das richtig, aber da es meiner Ansicht nach Schicksal in diesem Sinne nicht gibt, ist es nur die Folge meines vorherigen Handelns.

Wie im Märchen - „Hans im Glück"

Manchmal fühle ich mich durch Reiki to go an das Märchen "Hans im Glück", von den Gebrüdern Grimm erinnert. Ich spaziere durch die Welt, habe alles dabei, da ich durch Reiki reichlich beschenkt bin und meinen Schatz in meinem Herzen trage. Das zu wissen befreit, macht glücklich, schenkt Mut und Vertrauen auf meinem Weg zu neuen Ufern. Mit diesem festen Glauben und dem Wissen, dass Veränderung mich stets zum Guten, Stillstand jedoch zu Gleichgültigkeit, Leere und letztlich Einsamkeit führt, überwinde ich die Angst vor dem unbekannten Neuen, mache mich also lieber auf zu neuen Taten, als auf alteingefahrenen Mustern sitzen zu bleiben, um nicht, sinnbildlich gesprochen, auf dem Misthaufen zu verrotten.

Reiki begegnet uns fast überall und in allen Lebenslagen. Die Vielfalt von Reiki, aus welcher Perspektive ich sie auch betrachte, ist aus Sicht meiner mehr als 15 jährigen Reiki-Praxis schier unerschöpflich.

Immer wieder mache ich neue Erfahrungen in seiner Anwendung, in Eigenversuchen und ganz besonders in seiner Wirkung und der damit verbundenen Anziehung, Ausstrahlung und Effizienz.

Es reicht vom Stillen einer blutenden Wunde, über offene Beine, Rücken - und Gelenkschmerzen bis hin zum Krebs und den damit verbundenen seelischen Problemen, um nur einige zu nennen.

Und genau an diesem Punkt ist das Wissen von Reiki und die damit verbundene Kenntnis über die verschiedenen Reiki - Grade, sowie die damit einhergehenden Einweihungen äußerst hilfreich.

Für meine Meisterin, die mich in den 2. Grad einweihte und mich bis zum Meistergrad begleitete und zu der ich eine ganz tiefe, innige, persönliche Beziehung pflegte, war Reiki Heilung in Vollendung.

"Der Weg der Liebe."

Heute lebt sie auf den Azoren, gibt Reiki in Verbindung mit Delphin - Therapie. Sie nennt diese Tiere auch die Engel des Meeres.

Die drei Reiki - Grade

Wer bin ich?

In diesem Zusammenhang stellt sich die Frage: "Wer oder Was sind wir überhaupt?"

Die klassische philosophische Dreiteilung sieht ja den Menschen als Zusammenwirken von Körper, Geist und Seele.

Und das spiegelt sich auch in meiner Lebensauffassung der drei Reiki - Grade wieder.

So steht:

Der Erste Grad für die Liebe zu unserem Körper.

Der Zweite Grad für die Liebe zu unserem Geist.

Der Dritte Grad für die Liebe zu unserer Seele.

Letztlich mit den Worten meiner Meisterin: Licht und Liebe

So lernen wir im 1. Grad unseren Körper besser kennen und verstehen, einen inneren Bezug zu ihm herzustellen und aufzubauen, damit wir ihn immer mehr annehmen können und auch lieben, was gerade für die weibliche Klientel immer noch eine große Herausforderung darstellt.

Der 2. Grad, der für den Geist steht, steht einerseits für das intelligente Prinzip in uns, andererseits ist er es aber auch, der für Gedanken, ihre Muster und Strukturen verantwortlich ist und das Tor zur Akascha-Chronik sein kann. Lernen wir also erst unseren Geist in all seinen Ausformungen kennen, um ihn dann zu akzeptieren. Haben wir dies geschafft, können wir auch störende Gedankenmuster ändern. Mit Hilfe der Symbole des zweiten Grades wird dies möglich.

Die Liebe zu unserer Seele im 3. Grad repräsentiert auf unpolarer Ebene unser wahres Selbst. Unsere Seele hat sich die schwere Aufgabe vorgenommen, den Inkarnationszyklus auf der Erde zu vollziehen. Dieser immense Wachstums-, Lern- und Bewusstwerdungs-Prozess ist sehr schwer und kann voll von Schmerz sein. Sind wir uns aber bewusst, dass alles in unserem Leben aus unserer eigenen Verantwortung heraus erwachsen ist, dann ist uns auch bewusst, dass wir mit dem Lernen und somit auch mit dem Schmerz noch nicht fertig sind. Das bedeutet aber auch, dass wir Fehler haben und dass wir nicht immer lieb und nett sein können. Lernen wir also, unser „Sosein" kennen und auch zu akzeptieren, damit wir es vor allem lieben lernen. Folgen wir also unseren Impulsen und Bedürfnissen - gleich einem Kind, gleich unserem inneren Kind. Und wo können wir das besser als im Hier und Jetzt. Fangen wir damit an, wenn es unser Wunsch ist, sofort! Dann wird unser Handeln zum Selbstläufer, wie bei einem Kind, das den ersten Schritt tut, die anderen folgen dann fast von selbst, wie automatisch.

Die Quintessenz lautet doch aus den drei Reiki – Graden. „Je mehr wir lernen uns selbst, unseren Körper, unseren Geist und unsere Seele zu lieben, desto mehr können wir auch unsere Mitmenschen lieben."

Was ist Liebe?

Reiki ist Liebe, Liebe ist Leben, Leben ist Liebe und somit Reiki.

Vertrauen, Loslassen. Geben ohne zu fordern oder zu erwarten, annehmen ohne zu verurteilen, zu beurteilen oder zu bewerten. All das ist Liebe.

Und wer in dieser Liebe handelt und behandelt, benötigt letztlich all die irdischen Gesetze nicht, da er unter dem Segen und im Licht Gottes steht und in seinem Namen die Liebe lebt.

Das ist Reiki. Das sind die Lebensregeln.

Die Aussage, ich kann andere erst lieben, wenn ich mich selbst liebe, oder mit Jesus Worten: "Liebe deine Feinde wie dich selbst", kann doch nur tragen, wenn ich weiß, was Liebe ist.

Fragen sie nur einmal eine Frau, ob sie sich schon einmal nackt vor einen Spiegel gestellt und keinen Makel an sich gefunden hat. Eine Falte hier zu viel, der Busen zu groß oder zu klein, gleiches gilt für den Po. All diese Aussagen machen doch deutlich, wie undankbar wir sind und wie weit wir uns von der Liebe entfernt haben.

Ich glaube, wir haben mittlerweile ein falsches Bild von der Liebe. Es ist nicht das Küsschen hier und das Küsschen da. Liebe ist viel mehr, aber um das zu begreifen, müssen wir wieder lernen sie zu fühlen, wahrzunehmen, zu leben und zu wissen, dass sie nur in uns selbst ist.

Wenn ich den Menschen dann sage, dass ich mich vor meinen Spiegel stelle, mich anschaue und dankbar bin für mein

Aussehen, so wie ich bin, „ein toller Hecht", dann lachen sie sich kringelig oder sind erstaunt.

Reiki - der Weg der Liebe, ist auch zu meiner Lebensauffassung geworden. Denn in dem täglichen Einerlei verlieren wir uns Menschen total aus den Augen, ganz besonders jetzt in der Corona-Krise, da wir die Kontakte, die Nähe zu unseren Mitmenschen, die Wärme und Herzlichkeit sehr stark vermissen. Das kann letztlich dazu führen, dass wir unsere Nächsten nicht durch das Virus, sondern dem Verlust an sozialen Kontakten, dem Verlust an Liebe, verlieren können. *(Ein Beispiel hatte mir mein Pfarrer nach einer Andacht am 23.05. geschildert: Mann im Altenheim, Frau durfte ihn aufgrund Corona nicht mehr besuchen, 3 Wochen später war er tot, an Einsamkeit, nicht an Covid 19 gestorben, ganz schlimme traurige Beerdigung).*

Reiki to go = der stille Pfad der Liebe

Reiki to go ist der stille Pfad der Liebe. Ihn zu gehen ist Geschenk und Berufung zugleich. Doch erst, wenn dieses Wissen zur Weisheit wird, eröffnet sich uns die wahre Botschaft von Reiki -   **Die Liebe!**

In meiner Praxis erlebe ich es immer wieder, dass fast alle meiner Klienten sich selbst nicht lieben und auch noch wertlos machen. Wenn ich ihnen das dann unverblümt auf den Kopf zusage, schauen sie mich ganz entsetzt an und meinen, wie können sie so etwas sagen. Ich liebe mich doch! Und wenn ich dann mit ihnen eine Übung mache, die diese Aussage bestätigt, sind sie von der Wahrheit erschüttert. Doch die Erkenntnis

macht Mut und hilft ihnen, einen positiven Wandel zu vollziehen.

Übung: „Ich erkenne - Liebe"

Man hält dem/der Patienten/in einen Spiegel vor das Gesicht,
*oder er/sie hält diesen selbst. Dann sagen sie ihm/ihr, er/sie
solle sich in die Augen schauen und alles erzählen, was er/sie
sieht, fühlt oder anderes wahrnimmt, nicht denken, sondern
ohne lange zu überlegen alles sagen und loslassen. Meist weiß
er/sie erst nicht, was er/sie sagen soll. Dann sage ich „einfach
loslegen und aufzählen". Es ist immer das gleiche Prozedere.
Er/sie beginnt mit dem Sehen von Falten um die Augen, ja und
dann die Augen selbst. Dann führe ich Ihn/sie zu sich. „Siehst
du die Pupille?" Ja. „Farbe?" Ja. Dann geht es los mit Augen-
farbe, weiße Hornhaut, manchmal auch ein Lichtreflex, aber der
kommt ja nur durch die Spiegelung des Fensters. Dann sage
ich, „nein, das ist dein Fenster zu deiner Seele, und jetzt schau
mal tiefer in dich in die Pupille hinein und jetzt sage mir, was
du siehst und fühlst." Dann kommen alle Emotionen hoch,
Trauer, Freude, Angst, Liebe und Glück. In dem Moment, wenn
diese Emotionen auftreten, sage ich zu ihm/ihr: "Jetzt beginnst
du, dich zu lieben, so wie du wirklich bist!" und hole Ihn/sie in
die Wirklichkeit zurück. Für alle war diese Übung stets eine
große Bereicherung, die Erkenntnis führte zur Erleichterung,
Tränen der Freude und Dankbarkeit waren die Folge.*

Genau diese Erkenntnis, dass man erst sich selbst lieben muss,
um andere lieben zu können, ist der erste Schritt aus dem

Gefängnis der täglichen Routine des Alltags, welche geprägt ist von der Dualität des Lebens. Um ihr zu entfliehen, liegt ein guter Weg in der Meditation. In diesen Meditationen und im „Reiki flow" (das heißt, Reiki fließt), erlebe ich es immer öfter, dass wir die Dualität des Lebens aufheben, ins Licht und in die Liebe gelangen, eins werden mit uns, unserem Nächsten und der gesamten Schöpfung. In solchen Momenten geschieht Heil. Ärzte sprechen dann von Sofortheilung oder auch von Wundern, wenn sie dafür keine Erklärung haben.

Aus meiner Sicht sind das Wissen, die Weisheit und die Erkenntnis von Reiki von großem Wert und werden durch die Einweihungen zu einem richtigen Schatz.

Wie ich bereits erwähnte, war ich Berufssoldat und bin heute ehrenamtlich in der ev. Kirche tätig, und im Nachhinein muss ich feststellen, dass mir diese Lebensphasen in Bezug auf meinen Reiki-Weg sehr hilfreich waren und sind. Auch meine Abschweifungen in die Bereiche des Aberglaubens und die damit verbundenen Erfahrungen und Einblicke in die Zeremonien der katholischen Kirche haben mir geholfen, die Einweihungsriten von Reiki zu verstehen und in meinen Ausbildungen meinen Schülern verständlich und anschaulich darzustellen.

Deshalb ist es mir ein Bedürfnis, die Reiki Einweihungen anhand der Weihen in der katholischen Kirche zu erläutern.

Die Reiki-Einweihungen und die Weihen in der katholischen Kirche

Es mag eine Legende sein, dass Dr. Mikao Usui ein katholischer Priester war, der an einem Priesterseminar lehrte, bzw. in einer Schule Religionsunterricht gab. Auf die Frage der Priesteramts-Kandidaten, bzw. der Schüler, warum die Priester zwar predigen, aber nicht heilen, wie Jesus es nicht nur getan, sondern auch die Apostel damit beauftragt hat, konnte er nicht antworten.

"Jesus zog in allen Städten und Dörfern umher. Er lehrte in ihren Synagogen und verkündete die Frohe Botschaft vom Reich Gottes und heilte jegliche Krankheit und jegliches Gebrechen. Als er aber die Volksmengen sah, wurde er von Mitleid mit ihnen ergriffen, denn sie waren geschunden und erschöpft wie Schafe, die keinen Hirten haben". Mt. 9, 35 - 36.
„Er rief die Zwölf zusammen und gab ihnen die Macht und die Fähigkeit, über alle Dämonen und Krankheiten zu heilen. Und er sandte sie aus, das Reich Gottes zu verkünden und die Schwachen zu heilen." Lk. 9, 1 - 2.(Quelle)

Dr. Usui ging in sich und wollte diese Frage klären. Den weiten Weg, den Dr. Usui nach der Legende über den Berg Kurama gegangen ist und auf dem er Erleuchtung, sowie die Symbole und Regeln der Heilung empfing, ist bekannt.

Nun ist die Frage, was eine Legende ist und warum diese, zuletzt von Oliver Klatt, hinreichend widerlegte Geschichte, sich so inständig gehalten hat und weiter überliefert wird.

Legenden sind Mythen, die aber schriftlich überliefert sind. Sie ranken sich zumeist um Heilige, wie z.B. um den heiligen Franziskus. Aber auch die Weihnachtsgeschichte kann man als Legende bezeichnen. Ihr Wahrheitsgehalt beruht aber nicht auf einer historischen nachprüfbaren Tatsache, sondern auf einer Blickrichtung, die sie dem Leser eröffnet. So macht sie etwas sichtbar, was wir sonst nicht bemerken würden. Aber das Sichtbarmachen geschieht in einer sehr feinfühligen Weise, die auch die Verborgenheit mit einbezieht, das Geheimnisvolle. Sie entspricht weniger der scholastischen Auffassung, dass Wahrheit die Übereinstimmung einer Sache mit einem Begriff ist, als vielmehr der griechischen Auffassung, nach der Wahrheit ein Prozess ist, ähnlich dem Aufgehen einer Knospe, in der die Verborgenheit zum Aufgehen der Blüte dazugehört.

Was will uns die Legende von Dr. Usui sagen? Sie führt uns in alte esoterische Traditionen, übrigens nicht nur in eine christliche, sondern auch in eine buddhistische und andere und knüpft an sie an, indem sie diese Tradition aufnimmt, sich gleichwohl von ihr löst und sie doch in einer veränderten Form verwahrt. So ist die Wahrheit einer Legende wahrer als die historischen Tatsachen.

In vielerlei Hinsicht gibt es bei Reiki eine Anbindung an die Mysterien der Weihen, wie sie in der katholischen Kirche überliefert, aber leider z. T. wieder durch Moto Proprium (Begleitbrief an alle Bischöfe weltweit, in dem der Papst die Gründe für seinen Erlass zur „Alten Messe" erläutert) vom 15.08.1972 abgeschafft, bzw. relativiert worden sind. Der Vergleich zwischen Reiki und den Weihen in der katholischen Kirche bezieht sich auf drei Aspekte: auf die Reihenfolge der

Weihen, auf den Inhalt der Weihen und auf die Form der Weihen.

Die Reihenfolge der Weihen

In dem Konzil von Trient wurde in der 23. Sitzung (15.7.1563) die Reihenfolge der Weihen zur Priesterweihe festgelegt. Danach gibt es eine Tonsur, eine kahl geschorene Stelle auf dem Kopf Geistlicher (laut Duden), Kennzeichnung für den Eintritt in den Kleriker-Stand und dann die vier niederen Weihen. *Tonsur ist keine Weihe, vielmehr ist sie das optische Eingangstor zu denselben.*

Das sind die 4 niederen Weihen

der Ostiarier,

die der Lektoren

die der Exorzisten

und die der Akolythen.

Die höheren Weihen sind:

die der Subdiakone und der Diakone,

dann die **Priesterweihe**

und danach die **Bischofsweihe.**

Ähnlich ist es bei den Reikigraden:

Es gibt vier Einweihungen im 1. Grad (die vier niederen

Weihen), zwei Einweihungen im 2. Grad (die höheren Weihen), eine Einweihung beim Meistergrad (Priesterweihe) und eine Einweihung im Lehrergrad (Bischofsweihe).

Die Bedeutung der verschiedenen Weihen

Im Ersten Grad:

Erste Einweihung

Die Tonsur wurde am Scheitel-Chakra vorgenommen. Die Mönche hatten eine sogenannte „große Tonsur", die Weltpriester eine „kleine Tonsur", wobei nur ein kleiner Haarkranz weggeschnitten wurde. Mit der Tonsur sollte die Verbindung zum Göttlichen geöffnet werden. Der Priester sollte in besonderer Weise Mittler zwischen Gott und den Menschen sein. Verstärkt wurde die Tonsur noch durch die Weihe des Ostiarier, d. h. der Pförtner. Daher wurde ihnen bei der Weihe ein Schlüssel übergeben und ein Seil als Symbol für das Läuten der Glocke. Auch bei der 1. Reiki-Einweihung werden die Kanäle zum Göttlichen geöffnet. Nicht mehr der Priester allein, sondern jeder sollte Zugang haben können zu den göttlichen Gaben. Martin Heidegger sagt: "Unvermittelt kehrt es bei den Menschen ein." (Quelle: Ausbildungsunterlagen Reiki-Lehrer) Die Zeit der Vermittlungen durch Priester ist damit vorbei. So wird auch durch das Scheitel-Chakra die Öffnung vollzogen.

Zweite Einweihung

Durch diese Weihe wurde dem Kandidaten die Fähigkeit verliehen, das Evangelium vorzulesen und die Früchte, die die Gläubigen zur Kirche brachten, zu segnen. Bei der Weihe wurde dem Kandidaten das Evangelienbuch zur Berührung hingereicht.

Das Wort Lektor kommt vom griechischen legein, Logos. Es bedeutet eigentlich Sammlung. Das Göttliche wird durch das Scheitel-Chakra gesammelt, gebündelt, so wie es durch die Heilige Schrift gesammelt wurde. Für den Reiki-Spender und -empfänger ist es also wichtig, die Göttlichen Gaben nicht zu zerstreuen, sondern zu bündeln und zu sammeln. Dies kann im Alltag durch Konzentration und Meditation geschehen. Gerade in der Weitergabe der Reikikraft ist es notwendig, die Kraft konzentriert und fokussiert weiterzugeben.

Dritte Einweihung

In die Diskussion um dieses kirchliche Thema möchte ich mich hier nicht einlassen. Früher wurde dem Kandidaten das Buch mit den Beschwörungsformeln zur Berührung gereicht. Die Weihe wurde fast ausschließlich dafür gebraucht, Teufel auszutreiben. Exorzismus bedeutet eigentlich die Entfernung vom Ort. Es ist also ein Reinigungsritual. Bei der Reiki-Einweihung und beim Tun von Reiki sollte man sich reinigen, z. B. seine Gedanken. Mit Reiki soll man aber auch das Zimmer, das Haus und die Umgebung des Hauses von all dem reinigen, was nicht dazugehört. Wenn aber alles gereinigt ist, folgt Heilung. Nun ist es angebracht, z. B. das Zimmer mit Blumen oder Ikonen zu schmücken, aber auch all die herbei zu bitten, die man gern bei der Reiki-Einweihung oder Reikibehandlung dabei haben will, wie z. B. den Schutzgeist, die Erzengel, die Heiligen oder die Meister. Das wäre dann ein Eisorzismus. Das bedeutet, Reinigung und Heilung gehören hier zusammen.

Vierte Einweihung

Dem Kandidaten wird ein Kännchen gereicht, um Wein und Wasser bei der Mess-Feier dem Priester reichen zu können. Außerdem wird ihm vom Bischof eine brennende Kerze als Symbol seiner Opfergesinnung übergeben. Das Wort Akolytheo bedeutet „dienen". Hier wird sichtbar, dass Reiki ein Dienst an sich und am anderen Menschen ist. Bei dieser 4. Einweihung soll dem Kandidaten bewusst werden, dass er anderen Menschen helfen kann und soll. Reiki dient aber auch der eigenen Entwicklung zum Höheren Selbst. Der Inhalt dieser vier Einweihungen ist die Grundlage bei jeder Reikibehandlung und man tut gut daran, sich jeweils daran zu erinnern.

Bedeutung: Im zweiten Grad

(In der Regel werden bei Reiki II auch drei Einweihungen gegeben, da es sich um drei Symbole handelt)

In der katholischen Kirche entsprechen diese beiden Einweihungen dem Subdiakonat und dem Diakonat. Da die ersten beiden Symbole mehr der eigenen Vertiefung dienen und das dritte Symbol mehr dem anderen, könnte man hier auch nur zwei Einweihungen geben. *(Ich selber mache grundsätzlich drei Einweihungen, je eine auf ein Symbol.)*

Darin fordert der Bischof die Kandidaten auf, tiefer in ihr Inneres zu gehen und sich besonders dem Dienst am Nächsten zu widmen, vor allem den Armen und Kranken zu helfen.

Bei den beiden Reiki-Einweihungen gibt es drei Symbole, die Ähnliches bedeuten, wie in den kirchlichen Weihen. Das Choku Re, oft als Verstärkungssymbol bezeichnet, führt den Kandidaten in sein eigenes Innere, in sein Herz. So verstärkt es seine Kraft.

Durch das zweite Symbol Sei He Ki, gibt es eine vorsichtige Annäherung an den anderen. Ihn gilt es zu schützen, seine Persönlichkeit zu achten und nur durch gewisse sanfte Impulse oder Winke ihm zu bei der Selbstwerdung behilflich zu sein.

Das 3. Symbol Hon Sha Ze Sho Nen, auch als Symbol für Fern-Reiki bezeichnet, ist die Verbindung zu anderen Menschen: Gott in mir grüßt Gott in dir. (Namaste)

So zeigen sich in den Reiki Symbolen sowohl die Besinnung auf die eigene Entwicklung zum Höheren Selbst wie auch der Dienst am anderen Menschen.

Bedeutung im Dritten Grad: Die Meistereinweihung

Mit der Priesterweihe wird der Kandidat zum vollgültigen Verwalter der kirchlichen Sakramente. Er kann selbständig seinen Gottesdienst verrichten und auch verantwortlich den Dienst vor der Gemeinde ausführen. Ihm wird dabei in die Seele ein unlöschbares Zeichen eingebrannt. Er ist damit Priester auf ewig nach der Ordnung des Melchisedechs. *(Erklärung: Ein Priester, der in der Bibel erwähnt wird - hebräisch="König der Gerechtigkeit.)*

In der Reiki-Einweihung erhält der Schüler nun das Meistersymbol.

"Das Meistersymbol versteht sich als Anfang auf dem Weg zur eigenen Meisterschaft. Es ist der Beginn eines Weges zu Klarheit und Wahrheit. Symbol und Mantra stellen eindeutig die Verbindung von Himmel und Erde im Menschen dar. Als Siegel des ewigen Lebens strömt das Meisterzeichen in das irdische Leben und erschließt neue Dimensionen.

Das Meisterzeichen beinhaltet eine priesterliche Aufgabe. „Es ist etwas Einmaliges, das in Eure Seelen eingebrannt wird. Damit seid ihr Geweihte des Lichts", so beschreibt es Gertrud Manansek. (Quelle)

Bedeutung im vierten Grad: Die Lehrereinweihung

Mit der Bischofsweihe hat man die Vollendung des Priestertums erreicht. Sie besteht eigentlich aus drei Teilen:

- Diakonat

- Priesteramt

- Bischofsweihe.

Nur der Bischof darf Priester weihen. Daher hat er die Verantwortung, wen er weiht. Dazu gibt es ein strenges Auswahlverfahren. Auch ist ihm die Leitung eines größeren Gebietes (Diözese, Bistum) anvertraut. Zwar stehen über ihm noch die Kardinäle, die aber nur eine rechtliche Bedeutung haben, z .B. Zugang zur Papstwahl, und auch der Papst selbst.

Aber es gibt keine Papstweihe, sondern nur eine Inthronisation. *(Erklärung: Thronerhebung eines Monarchen, Krönung).* Somit ist mit der Bischofweihe die Fülle der priesterlichen Tätigkeit als Mittler zwischen Gott und den Menschen erreicht.

Mit der Lehrereinweihung übernimmt der Reikilehrer in größerem Maße die Verantwortung für die göttlichen Geschenke, vor allem aber für die Weitergabe der Reiki-einweihungen. Auch gibt es eine Übereinstimmung in der Sukzession (= Erbfolge) der Einweihungen.

Die Form der Weihen

Bei den Reikieinweihungen, wie auch bei den Weihen innerhalb der katholischen Kirche, gibt es eine Übereinstimmung darin, dass sowohl ein Mantra gesprochen wird, als auch ein Zeichen gesetzt wird.

Weiter gibt es auch Übereinstimmungen in den Zeichen. So werden bei den Weihen die Hände auf den Kopf gelegt und der Geist Gottes auf den Kandidaten herabgerufen. Er wird dabei angehaucht. Bei der Priesterweihe und Bischofsweihe werden beim Kandidaten darüber hinaus noch die Hände bzw. der Kopf gesalbt.

Nach der Auferstehung erschien Jesus seinen Jüngern und sagte: "Friede sei mit euch. Wie mein Vater mich gesandt hat, so sende ich euch. Und nach diesen Worten hauchte er sie an und sagte ihnen: „Empfangt den Heiligen Geist!" Johannes 20,21f

Dann legten sie ihnen die Hände auf und sie empfingen den Heiligen Geist." (Apostelgeschichte 8,15ff).

Es heißt aber auch, dass man darauf achten sollte, dass eine göttliche Gabe nicht erkauft werden kann.

Wie letztlich jeder einzelne Lehrer seine Reiki Einweihungen vollzieht, liegt in seinen Händen. Nach den Überlieferungen von Dr. Usui ist diesbezüglich ein Rahmen vorgegeben, doch das Ritual und der Ablauf dieser für mich heiligen Zeremonie ist und bleibt ein kleines Geheimnis jedes einzelnen Meisters und Lehrers.

Im Usui-Reiki kommt man nicht umhin, sich mit Symbolen und Mantren, ihrer Bedeutung, Kraft und Energie auseinanderzusetzen.

Die Arbeit mit Mantren und Symbolen

Ich will hier keine wissenschaftlichen Ausführungen über Symbole und Mantren geben, nur so viel, sie gehören einfach mit zur Ausrüstung auf unserem Reiki - Pilgerweg.

In meinen Ausbildungen schon gleich mit Beginn des 1. Grades arbeitete ich immer auch mit Symbolen und Mantren. Zum einen im Hinblick auf die folgenden Reikigrade, da ab dem 2. Grad die Symbole und Mantren große Bedeutung erlangen, zum anderen, um die Kraft und Macht der Symbole, z. B. allein an einer Kerze oder einem Kreuz, zu veranschaulichen. Stets trage ich in meinen Behandlungen und Therapien weiße Kleidung und entzünde eine weiße Kerze oder ein Teelicht, da Weiß laut

Farblehre alle anderen Farben beinhaltet und Reinheit und Licht symbolisiert und für mich für die Wahrheit steht. Außerdem zeigt die Flamme unter anderem auch die Schwingung und Energie eines Raumes an. (Oder die *Richtung, aus der der nächste Gast kommt, wenn man ihr diese Frage stellt*)

Aus eigener Erfahrung ist die Anwendung der Symbole und Mantren, die für mich ein heiliges Wort, als auch eine magische Formel sein können, in der Reiki-Anwendung von großem Wert.

Sie unterstützen die Behandlung in vielerlei Hinsicht. So können sie zum Ziel haben, den Geist zu beruhigen, mich in bestimmten Situationen zu fokussieren, alte Gewohnheiten zu durchbrechen.

Sie wirken auf Körper, Geist und Seele und sind am effektivsten, um das Unterbewusstsein zu reinigen und negative Schwingungen aufzulösen. Sie helfen, dein Ego zu verringern, welches sich vor dein wahres Ich stellt, um dein Glück zu verhindern.

Was ist ein Mantra?

Vor vielen Jahren hatte ich einmal mit meiner Meisterin, die mich in den 2. und Meister - Grad einweihte, einen Kurs über Anwendung und Einsatz von Mantren und Malas besucht. Aus dieser Zeit meine Definition:

Mantra: aus dem Sanskrit übersetzt heißt so viel wie Lied, Hymne. Heiliges Wort / Mantram = Geist Hinduismus/ Buddhismus. Tram = Schutz übersetzt: Schutz des Geistes.

Ein Mantra kann aus Silben, Worten / Namen oder Versen bestehen und kann gesprochen, gesungen, geflüstert oder in Gedanken rezitiert werden. Wiederholungen in der Meditation, bestimmt durch Anzahl und Länge, können transformierend wirken.

Man nutzt sie, um den Geist zu beruhigen und wieder in die richtige Bahn zu lenken. Und man kann sich vor negativen Einflüssen, Einstellungen und Gedanken schützen oder auf ein Ziel fokussieren, was man erreichen möchte.

Ich glaube, es gibt unendlich viele Anwendungsmöglichkeiten und Bedeutungen, und jede hat seine eigene Qualität, seinen Rhythmus und seine Wirkungsweise. Letztlich hat jedes Mantra eine Kernaussage, mit bestimmter Information und Energie. Und allein die Vielfältigkeit der Mantren, wobei jedes einzelne eine eigene Melodie spielt, zeigt, wie wichtig und bedeutend ihre Anwendung im Rhythmus des Lebens sein kann.

Ideal wäre es, wenn der Geist sich während einer Rezitation mit dem Mantra verbindet. Denn dann ist er vor negativen Gedanken und Einflüssen geschützt, Wiederholungen vertiefen und verbinden und führen zu Weisheit.

In diesem Zusammenhang möchte ich hier auf diese Thematik etwas näher eingehen.

Die Verbindung zum Geistigen und Göttlichen geschieht seit alter Zeit mit Hilfe von Wörtern (Mantren) und Zeichen (Symbolen).

Die Zeichen zeigen auf etwas hin, das man nicht sieht, sie sind wie Fenster, die etwas sichtbar machen. Sie haben aber auch eine Wirkung, d. h. sie wirken auf die Umwelt ein. Daher nennt man sie auch wirkmächtige Zeichen, die ähnlich wie die Sakramente und Sakramentalien der Kirche, Kraft haben. Früher nannte man das magische Kräfte. Magie macht, bewirkt etwas. Allerdings sind Symbole im Unterschied zur Magie bewusste Wirkungen, die im Zusammenspiel mit der geistigen Welt weitergegeben werden, während Magie unbewusst wirkt. Diese Wirkungen können verschiedener Art sein. Die beigegebenen Worte, Mantren, deuten auf die verschiedenen Weisen hin. Zu einem guten Symbol gehört es, dass man seine mögliche Wirkung kennt und dass man damit dem Anderen Gutes tun will.

Goethe sagt: „Alles Vergängliche ist nur ein Gleichnis. Das Geheimnis, das hinter den Dingen liegt, wird durch das Vergängliche sichtbar gemacht, aber nur in einer Form, die man kennen muss." (Quelle) Daher sagt Jesus zu seinen Aposteln: "Euch ist das Geheimnis des Reiches Gottes gegeben. Jenen, die außerhalb sind, geschieht alles in Gleichnissen." Wer also außerhalb steht, kann auch nicht durch das Gleichnis zum

Geheimnis kommen. Wer aber das *Ge-heim-nis* kennt, also im Heim ist, versteht auch die Sprache der Symbole. Daher ist es notwendig, immer tiefer in das Geheimnis einzudringen durch Meditation und Betrachtung und durch das tätige Leben.

Vor einigen Jahren durfte man die Reiki Symbole nicht niederschreiben und aufbewahren, weil man dachte, dass die Wirkung missbraucht werden könnte, wenn sie in nicht qualifizierte Hände kommen. Dieses Verbot ließ sich aber nicht auf Dauer durchhalten.

Es ist wie mit einem Schlüssel zu einem Schloss oder Haus. Was nützt mir der Schlüssel, wenn ich das Schloss, sprich Haus nicht kenne.

Aus meiner jahrelangen Erfahrung mit Reiki muss ich feststellen, dass die Anwendung und Unterstützung der Sybole und Mantren unumgänglich ist. Denn als Reiki - Meister/Lehrer entwickelt man sich auf seinem spirituellen, als auch alltäglichen Lebensweg stets weiter. Diese Weisheit teilte mir schon vor vielen Jahren ein chinesischer Arzt der TCM, der aber auch Humanmediziner ist, mit.

Was ist ein Symbol?

Ich fragte vor einiger Zeit meine Großnichte, was ist ein Symbol?

Sie antwortete sofort, ein Herz und ein Kreuz in Verbindung mit Jesus, ein Kennzeichen.

Ich schaute daraufhin ins Internet: lt. Wikipedia = Symbol = Sinnbild, Zeichen, Bild mit Sinn.

- Beispiel Herz = Liebe,

- Kreuz = Glaube, Religion;

- Taube = Frieden

Sicherlich gibt es unendlich viele Symbole. Und gerade in der Esoterik wird auf vielerlei Ebenen mit Symbolen, ich will nicht sagen gearbeitet, aber ihre Kraft und Energie zum Heil der Menschen angewendet.

Aus meiner Sicht nur so viel dazu, und da schließe ich mich den wissenschaftlichen Ausführungen von Mark Hosak und Walter Lübeck aus ihrem Werk "Das große Buch der Reikisymbole" an, *welche die Symbole in 2 Gruppen einteilen:*

Die Erste: die aus der Natur entnommen sind, wie z. B. Sonne, Mond, Pflanzen und Tiere.

Die Zweite: z. B. Buchstaben, Zeichen wie Yin und Yang, sowie die Reiki-Symbole und viele mehr.

Ich komme jedoch noch einmal auf meine Großnichte zu sprechen. Als wir über die Symbole sprachen, kristallisierte sich heraus, dass es äußerst wichtig ist, die Zeichen, sprich Symbole, erklärt zu bekommen, um ihre Bedeutung zu verstehen und ihre Kraft und Energie zu assoziieren und anwenden zu können.

Hier wurde auch deutlich, dass wir diesbezüglich von Kindesbeinen an durch unsere Eltern, Schule, Kirche, Beruf und nicht zuletzt durch unsere Meister/Lehrer eingewiesen und eingeweiht werden. Meine Oma pustete mir die Schmerzen weg, und sagte: „Schau dort fliegen sie davon".

Meine Reiki-Meisterin, ich nenne sie mal Engel, sagte immer, wenn sie eine weiße Feder sah: „Hier ist gerade ein Engel vorbeigeflogen".

Und vor einiger Zeit sagte jemand zu mir: „Jeden Abend einen Apfel zu essen bedeutet, dein Herz in Watte betten".

Viele solcher Aussagen begegnen uns fast täglich und zeigen einmal mehr, wie oft unser Leben von Symbolen auf unserem Pilgerweg geprägt ist.

Eine Tante und ein Onkel aus Österreich, Verwandtschaft mütterlicherseits, auch heilerisch tätig, waren ganz auf die Mondphasen fixiert und achteten auf die Zeichen der Natur. Von ihren Vorfahren darauf eingeweiht, haben sie Kräuter und Mixturen erstellt und angewendet, um Heil zu bringen. Auch hier zeigt sich, dass ohne eine Einweihung in die entsprechenden Symbole alles Wissen machtlos ist. Erst der Schlüssel führt zum richtigen Schloss und somit zum Schatz der Weisheit, Wahrheit und letztlich der Schöpfung.

Bevor ich jedoch auf meinem Weg weiter fortfahre, noch ein kurzer Abstecher in die Reiki-Symbole.

Zurückblickend auf meine Ausführungen über Symbole und Mantren, möchte ich hier anmerken, dass alle Aussagen auf die spannende Frage: „Wie Symbole und Mantren eigentlich wirken" allein meine Antworten sind.

Laut Aussage von Rüdiger Dahlke, Andreas Dalberg und vieler spiritueller Geister, ist alles, was ist, Energie; demzufolge ist auch alles miteinander verbunden, auch wenn der Großteil der Menschen dies nicht wahrhaben will. Es ist ein Kosmisches Gesetz, was nur in Form und Inhalt unterschiedlich wahrgenommen wird, im "Weltenbewusstsein" gespeichert und letztlich von Jedermann/- Frau abgerufen werden kann.

Welche Kraft und Macht hinter dieser These steckt, zeigt mir immer wieder auch die Aussage: „**Die Macht der Gedanken!**"

Übung:

Ich mache diesbezüglich gerne mit Kindern eine Übung. Es ist ein Sonnentag, blauer Himmel, nur ein kleines Wölkchen ist zu sehen. Dann sage ich den Kindern: „So jetzt konzentriert Euch auf die Wolke und teilt sie." Die Kleinen sind erstaunt über ihr Ergebnis. Man kann diese Übung auch variieren, z.B. Wolke ganz auflösen etc.

Da auch sie Energie sind, werden auch diese gespeichert. Und was unglaublich ist für mich, dass nichts verloren geht. Ich weise oft in meinen Ausbildungen darauf hin, wie machtvoll Gedanken sind, und dass letztlich alles Geschehen in der Welt auf die Macht der Gedanken beruht. Also denken wir um, positiv, damit wir wieder Licht ins Dunkel der Welt bringen. Allein Corona, USA, China, Rechtsruck in der Welt und vieles mehr, beruht ausschließlich auf unserem negativen Denken.

Ich sage dann immer. „Denkst du über jemanden schlecht, kannst du es ihm auch gleich direkt sagen. Die Energie ist sowieso gesetzt!"

Doch nun zu den Reiki Symbolen selbst, beginnend mit dem Reiki-Symbol selbst. Es setzt sich aus zwei Charakteren zusammen.

Rei = 1. Regen, 2. Beten / Meditieren, 3. Arbeit von und mit Menschen (Magie, was gleichbedeutend ist mit Wirkungskraft und Verwirklichungskraft; es bezieht sich auf die Ebene des Geistes und der Seele und bedeutet „universal").

Ki = Kraft / Lebensenergie

Das heißt, dass wir durch unsere innere Arbeit, die aus Beten und Meditieren besteht, in Verbindung mit der Urquelle des Lebens kommen sollen, um daraus unsere Lebenskraft zu schöpfen.

Reiki erfordert daher bewussten Kontakt zur Urquelle unseres Lebens.

Vergiss daher nie: Das Gesetz, dem Reiki unterstellt ist, ist das Gesetz Gottes, und heißt Liebe, bedingungslose Liebe.

Das Reiki - Symbol

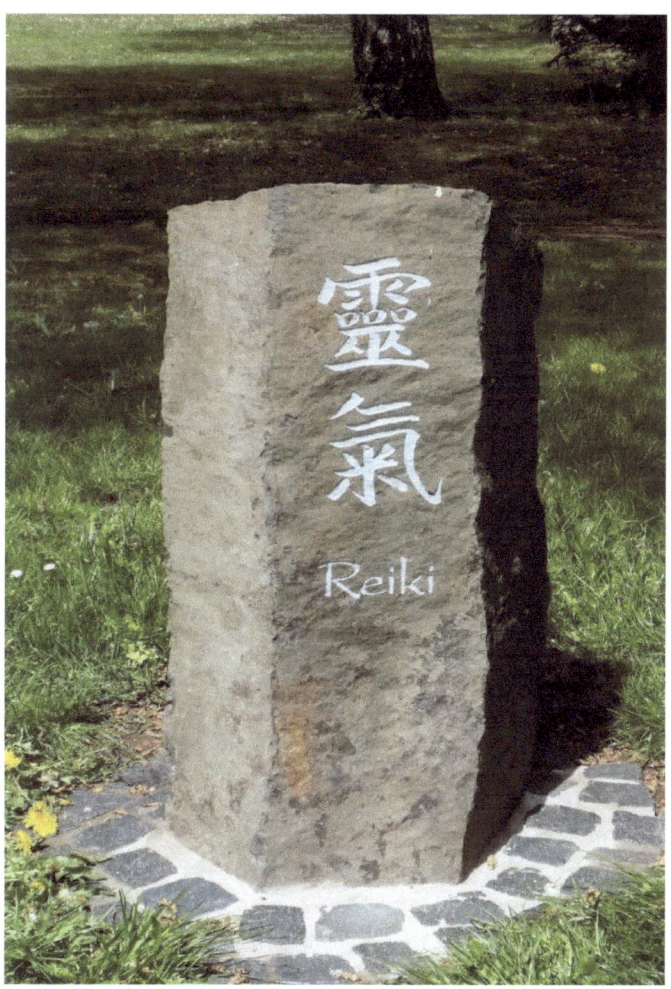

Abbildung 1: **Das Reiki - Symbol**

Hier zu sehen auf dem Usui – Gedenkstein in der „Reiki -Hauptstadt Gersfeld/Rhön"

Die Symbole des 2. Grades

Das 1. Symbol

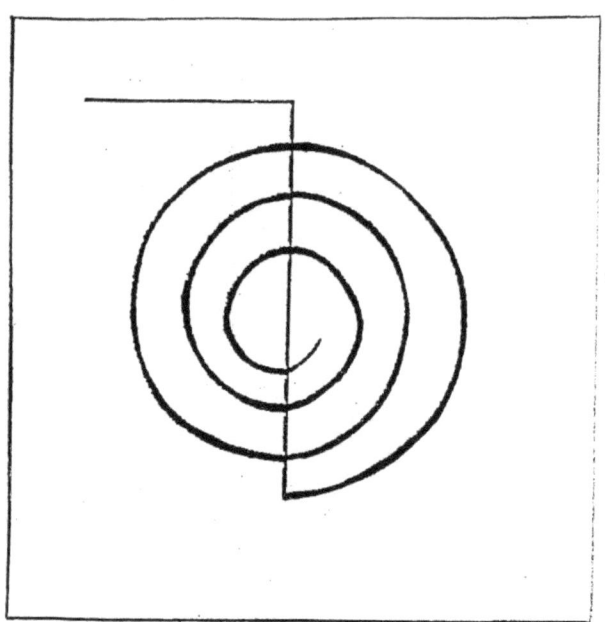

CHO KU REI

Abbildung 2:

Verstärkungszeichen

Bedeutet: *Aus dem Universum kommend, erhöht es die Kraft*

Das erste Symbol und seine Anwendungsmöglichkeiten

Cho-Ku-Rei: Der Weg zur Herzensmitte (frei übersetzt)

wird oft auch als Kraft, Schutz oder Reinigungssymbol bezeichnet.

Das Einser oder CR, wie man es auch nennt, ist das am häufigsten benutzte.

Der für mich ursächlich wichtigste Hintergrund liegt in der Anwendung des Symbols direkt bei den Behandlungen. Das heißt, bei allen Handpositionen der Eigen - oder Partnerbehandlung, die du beim ersten Grad gelernt hast, kann zur Reiki-Verstärkung das erste Symbol verwendet werden.

Du kannst es auch verwenden, wenn du dich auf Reiki einstimmst. Es ist dann so, als riefest du die Intelligenz von Reiki auf besondere Weise um Hilfe.

Und das ist nun auch eines der wesentlichsten Merkmale des ersten Symbols: "Es verfügt über absolute Eigenintelligenz."

Das Einser weiß immer genau, was dran ist. Es verstärkt die Energie oder schwächt sie. Es transformiert, löscht, selektiert, öffnet oder verschließt, spendet Kraft, schützt und gibt Lebensenergie. Es reinigt und hebt die Lichtschwingung an, so wie Reiki beim Ersten Grad, wenn wir bedingungslos nur im Bewusstsein der Liebe unsere Hände auflegen, weiß es genau, was für den Behandelnden gut und das Beste ist.

Das Einser öffnet die Herzen von Menschen. Zur Begrüßung, zum Abschied, zur Freude, macht Mut und hilft, mit den Gefühlen gut umzugehen und sie zuzulassen.

Es hilft, Tiere zu verstehen, und Pflanzen besser gedeihen zu lassen, letztlich sie auch zu heilen.

Dazu eine kleine Übung: *Reis kochen, auf zwei Schälchen / Tellerchen verteilen und in zwei Fenster stellen. Unter eine Schale einen Zettel legen „ich liebe dich", unter die andere einen mit „ich hasse dich". Jedes Mal, wenn man vorbei geht, spreche ich zu dem einen: „Ich liebe dich", gebe Reiki und sage andere liebe Worte. Bei dem zweiten sage ich stets, „ich mag dich nicht" und andere schlechte Worte. Womöglich spucke ich geistig noch drauf. Ihr werdet euch über das Ergebnis wundern. Die Liebe bleibt gut, trocknet nur ein und kann immer noch gegessen werden, der Hass wird schwarz und schimmelig. Diese Übung erzählte mir vor Jahren eine Therapeutin, bei der ich meditierte. (Quelle)*

Das erste Zeichen dient als Schutzmauer, z. B. bei Begegnungen zwischen mir und anderen.

Es hilft mir bei der geistigen Hygiene, gibt mir Halt, auf dass ich alles meistern kann.

Es ist so vielseitig wie das Leben. Bist du neugierig geworden, dann entscheide dich für Reiki. Es ist ein wundervoller bereichernder Weg.

Und du erkennst, jeder Mensch darf seine Erfahrungen machen, ob gut oder schlecht, schön oder schmerzlich, die Quintessenz bleibt, was ich säe ernte ich.

Also gestehe anderen Menschen die Freiheit des Denkens, Redens und Handelns zu und lerne zuzuhören, ohne zu bewerten, beurteilen oder zu verurteilen.

Das zweite Symbol

Abbildung 3

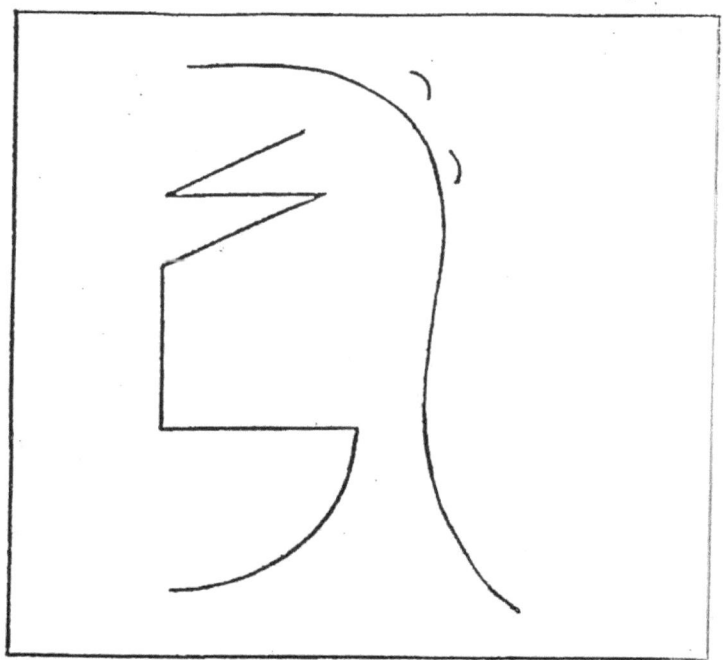

SEI HE KI

Mentalzeichen

Bedeutet: *Tor zur Inneren Kraft*

Das 2. Symbol und seine Fähigkeiten:

Sei He Ki: Ich liebe meinen Geist (frei übersetzt)

Das zweite Symbol ist für mich das subtilste von den dreien. Es schwingt wie reiner Heiliger Geist. Alle Symbole sind zwar heilig, aber im Gegensatz zum „Ersten", das man täglich anwendet, in fast allen Situationen, fühle ich beim "Zweiten" das Bedürfnis, es nur in geschützten und energetisch gereinigten Räumen anzuwenden.

Mit dem zweiten Symbol haben wir einen unglaublich hoch und fein schwingenden Anrufungsschlüssel in den Händen, mit dem wir achtsam umgehen sollten.

Es ist das Symbol, welches nicht wie das "Einser" oder zum Teil auch das "Dreier" von uns weggerichtet in den Raum hinaus gesandt wird und dort seine Arbeit tut, sondern tief in uns hinein gerichtet wirkt. Es wirkt und verbindet uns mit der Bewusstheit in uns selbst, unserer Intelligenz, unserem Wissen und unserer Weisheit.

Es ist unsere seelische Bewusstheit, die aus allen Erfahrungen dieser und anderer Inkarnationen resultiert. Sie bringt uns in Verbindung mit dem Göttlichen in uns und allen höheren Energieformen im ganzen Universum, wie den erlösten Heiligen, Meistern, Engeln oder anderen lichten Bewohnern anderer Hemisphären, dem geistigen Alleinsein, dem TAO.

Natürlich ist auch das Zweite eigenintelligent und öffnet uns nur für höhere Ebenen, die unsere Entwicklung uns ermöglicht, nicht in der Wertung oder Bewertung, sondern einzig und allein in ihrer Erfassung und Auffassung.

Bei den meisten wirkt es erst auf der Gedanken- und Verstandesebene.

Erst wenn du Erfahrung in der Meditation in der Stille gemacht hast, kann dich das zweite Symbol mit Schwingungsebenen höheren Bewusstseins verbinden und die Ich-Grenze auflösen.

Uns muss bewusst sein, dass jedes Organ, jede Zelle, jedes Atom über eine Bewusstheit verfügt. Diese Erkenntnis ist bedeutsam, wenn du Krankheiten wie Krebs etc. heilen darfst, auch bei Tieren und Pflanzen einzusetzen. Pflanzen freuen sich, wenn du auf ihr Blatt das zweite Symbol zeichnest.

Ansonsten muss man selbst das Geheimnis des zweiten Symbols ergründen.

„Reiki ist Licht, Reiki ist Liebe"

- in dem, was nicht mehr gedacht werden kann,

- in dem, was sich der subtilsten Wahrnehmung entzieht

  und doch anwesend ist,

- im Raum zwischen den Räumen,

- dort, wo der Ton verklungen ist,

- und der nächste Ton noch ungeboren ist,

da erstrahlt das zweite Symbol in seinem vollkommenen Licht.

Das zweite Symbol verbindet dich und alles, was du damit behandelst, (auch Stein) mit tiefstem inneren Wissen, das dir und allem innewohnt.

Das dritte Symbol

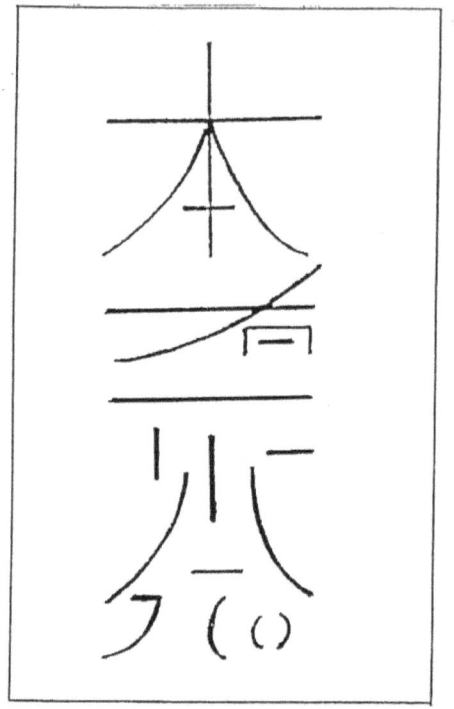

HON SHA SE SHO NEN

Abbildung 4:

Fernbehandlungs - Zeichen

Bedeutet: *Vom Universum durch das Universum*

Senkt sich der Geist Gottes

Das dritte Symbol und seine Möglichkeiten

Symbole haben verschiedene Grundschwingungen! In kleinen Übungen und Meditationen kann man mit diesen wunderbar arbeiten und ihre Schwingung auch bestens erfühlen.

Das Erste verfügt, wie erwähnt, über große transformatorische Kräfte.

Das Dritte hat auch sehr große Kraft, die vorwiegend darin besteht, weit durch alle Dimensionen des Seins konzentriert Energie zu bündeln und zu sammeln.

Für mich ist das Dritte eine Brücke durch Raum und Zeit, bis zu den höchsten kausalen Ebenen, eine direkte Verbindung zur Akashaebene, und, wie bereits zuvor schon einmal beim Thema Channeling und Rückführung erwähnt, für mich ein unverzichtbares Instrument für derartige Heilverfahren und Anwendungsmöglichkeiten.

Das Dritte ist also ein Brückenschlag in die Vergangenheit oder in die Zukunft, oder auch durch dreidimensionale Räume, also Entfernungen hin zu transzendentalen Räumen höherer Dimensionen.

Am gebräuchlichsten ist das Dritte für Fernreiki, Schicken von Heilenergie und Informationen zwischen Menschen, die örtlich von-einander getrennt sind.

Am besten ist es, das Dritte mit dem Ersten gekoppelt zu verwenden.

Möglichkeiten der Anwendung

1.   Raum / Haus Reinigung:

             Das Erste in allen vier Ecken des Raumes.
             Das Dritte in die Mitte des Raumes.

2.   Reiki Dusche

             Das Dritte zwischen die Hände, das Erste
             darüber.

3.   Neue Möglichkeiten ausprobieren

Das Dritte, wenn ich es anwende, öffnet mir immer neue Dimensionen, auch neue Tore in meiner inneren Erkenntnis. Es verschafft mir Zugänge zu Räumen in meiner Seele, die bislang verschlossen waren, es wird letztlich auch zum Raum selbst.

Experimente wie: Aurareisen, Körper verlassen und vieles mehr ermöglicht das Dritte oft in Kombination mit den anderen. Letztlich sind den Übungen keine Grenzen gesetzt.

Anfangs verwendet man es mehr äußerlich, zum Senden, Behandeln, Reinigen in tatsächlichen Räumen, jetzt, später immer mehr im Inneren, in mir selbst und auch anderen, Menschen ebenso wie Tier oder Pflanze.

Es dient einfach nur zum Erkunden von Seelenräumen.

Reiki ist, wie bereits erwähnt, Licht und Liebe.

Das dritte Symbol ist letztlich auch das" ich bin", nämlich alles.

Reiki im 2. Grad, Sinn und Bedeutung

Aus eigener Erfahrung sollte man mit dem 1. Grad sehr vertraut sein, bevor man den Schritt in den 2. Grad wagt oder unternimmt.

So sollte mir bewusst sein, was mich erwartet, welche Aufgaben auf mich zukommen und welche Verantwortung ich mit dem 2. Reiki Grad übernehme, wie ich zum einen die Symbole erfasse, erfahre und lerne, ihren Sinn und ihre Bedeutung zu verstehen, um sie mir schließlich mental zu verinnerlichen. Zum anderen muss ich wissen, was für mich noch wichtiger ist, sie zu handhaben in der praktischen Anwendung, durch Entspannung, Meditation und Gebet.

Ich konnte miterleben, welche Auswirkungen "ein zu früh" in die Arbeit des Grades mit sich bringen kann. Es reicht von psychischen Überforderungen bis hin zu Tränenausbrüchen, Stress und Ängsten vor Verantwortung.

Es gibt zwar keine Richtlinien in Bezug auf die Umsetzung des 2. Grades mit seinen Symbolen und Mantren, aber das Spektrum seiner Anwendung ist unendlich:

- in Kombination mit den Rieten und Handhabungen des 1. Grades (Handauflegen zur Verstärkung),
- bei Schmerzen oder kompletten Reiki-Sitzungen,
- insbesondere ist für mich die Anwendung auf der Ebene der Telepathie-Gedankenübertragung und der spirituellen und esoterischen Ebene von vorrangiger Bedeutung,
- Channeling / Rückführung - und vieles mehr.

Channeling

Lange war mir nicht richtig bewusst, was "Channeling" eigentlich bedeutet. Erst durch eine meiner ehemaligen Schülerinnen wurde ich diesbezüglich aufgeklärt; und wir stellten fest, dass ich Channeling schon über Jahre gemacht habe. Aber für mich war es Reiki unter Anwendung der Symbole des 2. Grades, unter anderem des 3. Symbols in Verbindung mit dem Mantra (Hon Sha Ze Sho Nen), was auch in Reikikreisen manchmal als "Der Reisebus" bezeichnet wird.

Mit dem 2. Grad öffnet sich eine Tür in eine neue Dimension. Man verlässt feste Materie und bewegt sich im Bereich des Astro-Körpers. Entscheidend ist hierbei, dass ich loslasse, im Jetzt bin, fest im Glauben und Vertrauen in mein Handeln und in Gott habe. Ich arbeite auf zwei Ebenen: Körper und Geist. Bei allem ist aber das Üben wichtig und oberstes Gebot, Selbstanwendung das A und O wie man zu sagen pflegt.

Für mich ist Reiki etwas Heiliges und demzufolge ist es wichtig, dass durch den Lehrer die Symbole, Zeichen und Mantren durch eine Einweihungszeremonie, wie in der Kirche oder bei den Ärzten auf den Schüler übertragen werden. So sollte sich jeder Schüler vorher prüfen, ob er auch reif genug dafür ist. Zusätzlich kommt es auf die Autorität an, die Symbole, Zeichen und Mantren zu nutzen, ein Polizist kann verhaften - ich nicht - ich kann Reiki geben - er nicht!? Somit unterliegen die Symbole einem Codex, der geheim ist, was so viel bedeutet, ich geh heim zu meinem Selbst, zu meinem Gott. Darum sei dir dieser starken Kraft stets bewusst, behandle sie mit Achtung und hüte dich vor Manipulationen.

Meine Lehrerin hat einmal gesagt: "Nur die Energie, die meiner Entwicklung dient, kommt an mich heran." **Wie wahr!**

Das Meistersymbol

Frei übersetzt „Das Große Licht"

Zum Meistersymbol nur so viel:

Mit dem Meistersymbol und der damit verbundenen Einweihung als Reiki-Meister erfolgt die „Lichtstrahleinweihung".

Denn das Meistersymbol bewirkt größte Lichtstrahlung. Mein Meister, der mich in den Lehrergrad einweihte, hatte sich sehr intensiv damit auseinandergesetzt und wie einige Yogies sich

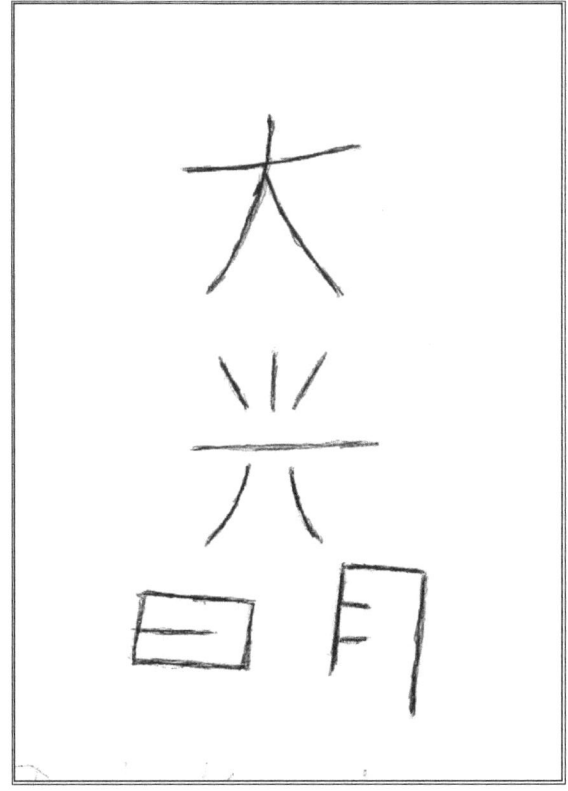

Abbildung 5:

DAI KOMIO

teilweise mit Licht ernährt.

Durch die Einweihung in dieses Symbol erreicht man eine höhere Schwingung der Seele, und es wird mit dem dazugehörigen Mantra zum Eigenschutz eingesetzt. Man kann es jeden Tag überziehen und ist somit stets von Licht umgeben. Menschen, die ihnen begegnen, fühlen sich von diesen positiven Lichtschwingungen mitgenommen, motiviert und angezogen.

Es kommt vor, dass manche diese hohe Schwingung auch nicht ertragen können, denn das Licht wirkt sehr polarisierend.

Alle zuvor erklärten und abgebildeten Reikisymbole sind aus meinen Ausbildungsunterlagen, wie ich sie gelehrt bekommen habe und heute weitergebe!

Handhabung von Reiki

unter Berücksichtigung der einzelnen Grade

Für mich als Reikimeister / Lehrer ist es wichtig, dass meine Schüler während ihrer Ausbildung frei, offen, flexibel, neugierig und experimentierfreudig sind. Das beginnt bereits in der Ausbildung zum 1. Grad. Denn mit den erworbenen Erkenntnissen dieses Grades legt man den Grundstein für seinen Reiki-Pilgerweg und das Werkzeug für Reiki to go!

Es wird jedoch nicht das Allheilmittel für jeden Schüler sein. Denn für den einen ist schon der 1. Grad oft die Erfüllung, das

Non plus Ultra seines Weges, da für ihn körperliche Nähe und Wärme bei der Behandlung im Vordergrund stehen, während es für den anderen nicht schnell genug gehen kann, die Meisterebene zu erreichen, um Einblick in die Welt hinter der Welt zu erlangen.

Das schließt nicht aus, dass jemand nach Erlangen des 1. Grades auch nach Jahren durch neue Erfahrungen inspiriert werden kann, seinen Weg weiter fortzusetzen.

Deshalb ist es für mich wichtig, dass nach der Ausbildung zum 1. Grad mindestens ein halbes Jahr liegen sollte, bevor die Ausbildung zum 2. Grad erfolgt. Besser wäre aus meiner Sicht sogar ein ganzes Jahr, einerseits um Anwendungspraxis zu erlangen, andererseits um Selbsterfahrungen zu machen, welche die Schüler/innen öffnen für die Berufung zum 2. Grad.

Übungen, Richtlinien und Hilfen gebe ich diesbezüglich an die Hand, wie das Behandeln mit offenen, geschlossenen Augen, Erkennen und Interpretation von Farben und das Einfühlen während der Behandlung in den Aurabereich. Dies sind einfache Gesten mit großer Wirkung, um seine Sinne zu öffnen und zu schärfen.

Doch kommen wir noch einmal auf den Tenor "Reiki - Der Weg der Liebe" zurück, in Bezug auf die drei Reiki - Grade.

Da erhebt sich für mich die Frage: "Wer oder was sind wir in diesem Zusammenhang?"

Die klassische philosophische Dreiteilung sieht hier den Menschen als Zusammenwirken von Körper, Geist und Seele.

Ich sehe hier, wenn man so will, auch eine Symbolik der Drei-teilung (Dreifaltigkeit), die im Leben immer wiederkehrend den Alltag prägt, so auch in den 3 Reiki – Graden.

Aller guten Dinge sind 3, so auch der

Tag (Morgen Mittag Abend), unser

Sein (Geburt Leben Tod) und

die drei Symbole im 2. Grad.

Reiki und Zukunft

Aus meiner Sicht ist Reiki zwar in erster Linie eine alternative Heilmethode, aber seine Anwendungsmöglichkeiten reichen weit in viele andere Lebensbereiche zum Wohle des Menschen. So sehe ich eine äußerst nützliche Alternative im Bereich der Polizei, Täterermittlung, Vermisstensuche (wie ich es selbst schon anwenden durfte), als auch in Belangen der Industrie, Lebensmittel, Kleidung und Hygiene.

Seit ich mich mit meinem Buchtitel "Reiki to go" auseinandergesetzt habe, bin ich immer mehr davon überzeugt, dass Reiki nicht nur auf die Statuten von "Pro Reiki" festzumachen ist. Sicherlich muss der Verband aus rein rechtlichen Gründen an seinen Satzungen festhalten. Nichts desto trotz kann jeder, wenn er mit offenen Augen durchs Leben geht, erleben und sehen, wo Reiki überall, ich möchte sagen, gebraucht und benötigt wird.

Neulich, einen Tag nach Himmelfahrt, fuhr ich mit meinem Altglas zur Entsorgung zu unseren Altglas-Containern vor Ort, ein Anblick des Grauens, überall lagen zerschlagene Flaschen und Gläser, aus denen der Inhalt sich vor die Container ergossen hatte, rote, gelbe Sauce, verschmiert mit Essensresten, Tüten und Kartons mit Scherben, dazwischen geworfen oder sorglos abgestellt. Vor mir waren 4 Personen ebenfalls vor Ort, hatten ihre Sachen dazwischen abgelegt und sind gegangen. Keiner von ihnen hat Notiz von dem Chaos genommen, geschweige denn Anstalten zum Aufräumen gemacht. Auch hier ist für mich Reiki gefragt, zumal ein Mülleimer vorhanden war. Tüten und Kartons warf ich, soweit möglich, hinein, Glas in die Container und Essenreste schob ich in eine Ecke zusammen. Zumindest entstand so wieder eine gewisse Ordnung.

Wie sagte doch der Naturforscher Dirk Steffens im NDR: "Ordnung fängt im Kleinen bei mir selbst an."

Würde jeder diese Weisheit befolgen, benötigten wir nicht jede Woche neue Verordnungen, wie jetzt in der Corona-Krise, um zu wissen, was wir zu tun oder zu lassen haben.

Sind wir wieder so dumm, um in alte Muster zu Zeiten der DDR zurückzufallen, wo alles diktiert werden musste?

Ich glaube aber eher, dass wir in Teilen der Bevölkerung zu eigennützig, egoistisch und rücksichtslos geworden sind und keine Verantwortung mehr übernehmen wollen und Nächstenliebe ein Fremdwort geworden ist. Hier ist Reiki bestimmt eine große Herausforderung.

Man demonstriert für "Friday for Future" und hinterlässt dort seinen Müll, man geht auf die Straße gegen die Corona-Auflagen und hinterlässt freiwillig seine Daten im Netz. Die Bauern sind schuld am Insektensterben, wir selbst entfernen Blumen aus unseren Gärten, machen eventuell noch Rasen oder betonieren sie gleich zu wie auch unsere Friedhofsgräber, wie paradox.

Fangen wir also bei uns selbst an, am besten mit Reiki, und öffnen unser Bewusstsein, dann verändern wir uns und unseren Nächsten und letztlich die Welt zum Wohle der Schöpfung.

Dann werden vielleicht auch eines Tages die Talk-Show's wie „Anne Will", „Hart aber Fair", oder „Maybrit Illner" dazu beitragen, dass nicht nur Probleme diskutiert und verstärkt werden, sondern dass sie gelöst werden.

Deshalb ist es so wichtig, Reiki in alle Problem - Situationen des Lebens zu geben, "Reiki-to go."

Das bedeutet, dass wir uns besinnen, dass wir Gott etwas wert sind, dass Glaube nicht Wissen ist, sondern eine Liebeserklärung, die dazu führt, dass wir Menschen eine Veränderung herbeiführen und wieder zu Güte, Wahrhaftigkeit, Gerechtigkeit und Frieden zurückfinden.

Das heißt auch, dass wir uns besinnen, den Blick auf die Liebe zu richten, sich auch zurücknehmen zu können, gleichwohl zu wissen, dass wir alle den richtigen Platz in der Gesellschaft einnehmen. Dann schaffen wir Vertrauen in unsere tägliche Arbeit, Familie, Beruf und Freizeit.

Dann werden im Miteinander alle Situationen und Krisen des Lebens bewältigt und führen automatisch zu Gerechtigkeit, Frieden und Heil.

Reiki to go - ist keine Momentaufnahme, sondern unterliegt vielmehr dem Rhythmus der Zeit, als auch dem Wechsel der Jahreszeiten und ist auf alle Lebenslagen anzuwenden, wie schon seit ewigen Zeiten geprägt durch Veränderung, die stets einen Wandel in der Geschichte mit sich bringt. Das zeigt sich in der Geschichte der Medizin, als auch der gesamten Wissenschaft, da sich auch hier eine deutliche Ver-änderung **hin** zu alternativen Heilmethoden vollzieht.

Es geschieht augenblicklich auch eine Transformation, die ein Umdenken in unserer Gesellschaft erfordert, die Kraft des Glaubens und des Vertrauens voraussetzt.

Das bedeutet auch, dass wir wieder Verantwortung übernehmen müssen für uns selbst und die Welt. Wenn wir das nicht erkennen, werden viele in der Krise auf der Strecke bleiben.

Hadern, meckern, miesmachen und streiten, ja Gewalt anwenden, wird nichts verändern. Nein, es macht die Situation nur noch schlimmer, verstärkt das Negative. Es ist wie mit dem Krebs. Wer sagt: „Ich werde den Krieg / Kampf gegen den Krebs gewinnen", der hat schon verloren. Ich weiß, wovon ich spreche. Ich hatte Krebs während meiner Zeit als Berufssoldat. Alle Kriege gingen verloren. Und auch die Sieger hatten stets herbe Verluste zu beklagen und an den Folgen zu knabbern. Krebs kann ich nur auflösen, wenn ich ihn **annehme,** wenn ich erkenne, was Gott mir sagen will.

Wenn ich dankbar bin, positiv denke, in Demut die Situation annehme, mein Leben zum Guten verändere und stets in Liebe handele, dann geschieht Heil in mir und der Welt.

Und genau an einem solchen Scheideweg stehen wir auch heute wieder. Und nicht nur die Corona-Pandemie und der Klimawandel, sondern auch die Weltwirtschaftskrise, die zunehmende Gewalt in unserer Gesellschaft, das Profitdenken und nicht zuletzt das rasend schnelle Fortschreiten unserer Medien- und Computerwelt, sind Produkte, die uns in einer Ohnmacht erstarren lassen, aus der wir Mühe haben werden uns, zu befreien.

Jedoch mit dem richtigen Blickwinkel auf das Wesentliche, in Liebe miteinander zu handeln, haben wir aber genau jetzt die Möglichkeit, die von uns selbst so sehr initiierte Krise zu bewältigen und einen Bewusstseinswandel herbeizuführen, der eine weltweite Gesellschaftsordnung prägt, die zum Wohle der Schöpfung und letztlich für uns Menschen geschaffen wird.

Die Welt geht nicht unter. Wie oft wurde dies jedoch schon prophezeit. Ich denke an meine Kindheit, wo es hieß: „Am 30. Mai ist der Weltuntergang." Was hatte ich damals für eine Angst. Ich lebe heute noch, mir geht es gut, und die Welt, sprich Erde, existiert auch immer noch.

Sicherlich gab es in der Weltgeschichte immer wieder Perioden/ Zyklen, welche die Erde verändert haben, aber was Gott liebt, lässt er nie im Stich.

So dreht sich die Erde immer weiter, wie seit ewigen Zeiten. Der Mensch lebt weiter, oftmals ohne Verstand wie bisher, und er merkt nicht einmal, dass er nicht allein auf dieser Erde ist. Er redet von Gerechtigkeit, Umwelt und Frieden, aber das war's dann auch schon. Wo bleibt das Handeln????

Wir sind jetzt dran: „Machen wir uns auf den Weg (Reiki to go) mit Mut, Selbstvertrauen und konsequent in der Liebe. Ich hoffe, wir haben dabei auch etwas zu sagen, werden verstanden und setzen es auch tatkräftig um.

Als ich mich mit dem Titel meines Buches auseinandergesetzt habe, gingen mir viele Themen durch den Kopf. Und mein Favorit war schließlich, inspiriert durch einen Buchtitel meines Pfarrers, wie in der Einleitung anfangs erwähnt: „Reiki to go". Wie der Name schon aussagt, kann ich Reiki überall mit hinnehmen, kann es überall anwenden und ich habe es stets bei mir.

Bedingt durch den Vertrauensverlust in die Medizin und die Pharmaindustrie (Medikamente wirken nicht mehr / Antibiotika-Resistenzen - wie bei meinem Nachbarskinde) ist den alternativen Heilmethoden eine Tür geöffnet worden, obwohl immer wieder gegen sie argumentiert wird. Wie zuletzt durch das Gesundheitsministerium gefordert, sollen Heilmittel auf Basis von Naturprodukten (pflanzliche Arzneimittel) nicht mehr von den Krankenkassen bezahlt werden, doch auch diese haben ihre Berechtigung.

Ein Faktor, der für die alternative Heilung spricht, ist, dass die "Heiler" sich für ihre Klienten erstens viel mehr Zeit nehmen und zweitens, was aus meiner Sicht einen noch viel größeren Stellenwert einnimmt, dass sie ganzheitlich auf ihr Gegenüber eingehen und versuchen, Körper, Geist und Seele in Einklang zu bringen.

Aber genau hier muss man ansetzen, um neue Wege der Heilung zu beschreiten, denn aus meiner Sicht wird man in naher Zukunft ohne diese Alternativen keine Heilerfolge erzielen können, wie wir bei Pro-Reiki schon in Forschungsprojekten an der Charité und an der UNI in München mit Unterstützung von Kliniken bewiesen haben.

Auch die Mund-zu-Mund-Propaganda ist hier eine gute Option, schließlich erkennen mittlerweile die Medien, die gegen die ALTERNATIVEN HEILMETHODEN Front gemacht haben, dass hier Möglichkeiten zur Heilung nicht mehr abgestritten werden können. Gleiches trifft für unsere Kirchen und Religionen zu, die diese oft verteufelt haben.

Hintergrund ist, dass, wenn die Humanmedizin nicht mehr weiter weiß oder eine Krankheit austherapiert wurde, Kranke als letzten Rettungsanker in ihrer Ausweglosigkeit Heiler aufsuchen, und dass man dann hin und wieder hört, dass Todkranke geheilt wurden.

Aber genau diese Grenzerfahrungen bestätigen einmal mehr, dass die ganzheitliche Behandlung, in der aus meiner Erfahrung der Glaube, der göttliche Funke, für den Heilerfolg ausschlaggebend ist.

Fast alle Heilrichtungen schreiben sich auf ihre Fahnen, dass ihre Methode auf der Grundlage der Liebe basieren. Dem stimme ich uneingeschränkt zu, da, wie bereits erwähnt, alle mit der gleichen Lebensenergie arbeiten. Doch zu behaupten, nur ihre Heilweise habe das Patent darauf, entzieht sich jeglicher Grundlage.

Liebe ist zwar Energie, doch erst durch die Intuition und Umsetzung der Anwender und Sender als auch der Empfänger und der damit verbundenen Gedanken, Gefühle und Lebensweisheiten, schenken dem Begriff Liebe die Kraft und die Macht, die in unserer Dualität des Lebens zum positiven oder negativen Image führen.

Nach Tepperwein ist die Liebe ein Kosmisches Gesetz und aus meiner Sicht demzufolge die höchste Instanz und einzigartig, da nur sie in ihrer Vollkommenheit die Dualität aufheben kann.

In einem solchen Augenblick ist sie in ihrem Ursprung nur noch Licht. Hier gibt es kein Gut und Böse, keine Krankheit, hier geschieht Heil. Schöpfung in Vollendung und zu einem gewissen Grad in tiefer Meditation erfahrbar.

Reiki - Heil zum Wohl der Schöpfung

Reiki ist, wie bereits schon des Öfteren erwähnt, nicht nur simples Händeauflegen. Reiki ist, wie durch die Lehre der drei Reiki-Grade belegt, auch keine Philosophie. Reiki ist vielmehr Geist und letztlich Energie, die einfach nur mental gelenkt und dort zum Wohle der Schöpfung eingesetzt werden kann, wo sie benötigt wird. Und wie aus der Erklärung, was Reiki ist, universell einsetzbar, das heißt für mich grenzenlos, überall in jeder Situation. Ich durfte es in unterschiedlichsten Gegebenheiten am eigenen Leib erfahren, in der Suche nach Vermissten, in der Sterbebegleitung, Hausreinigung, Geistervertreibung und vielem mehr.

Sicherlich steht die Anwendung auf dem Gebiet des Heilens im Vordergrund zum Wohle der Schöpfung, aber auch im Bereich der Kriminalitätsermittlung, wie schon einmal erwähnt, und in der Forensik sehe ich gute Alternativen von Reiki.

Letztlich sind unserer Heilmethode Reiki keine Grenzen gesetzt.

In Altenheimen, Kirchen, Kitas und Kliniken werden Reikianwendungen heute schon praktiziert, und es sind mittlerweile damit auch wunderbare und anerkannte Erfolge erzielt worden, wie Forschungsergebnisse belegen.

Dieses Buch ist der Liebe gewidmet

verbunden mit dem Dank

an all meine Freunde und die geliebten Menschen,
die mich motiviert haben es zu schreiben,

meiner Lektorin Helga Herbold - Suermann

und meinem Pfarrer Kai Uwe Schroeter, der mir
half, es umzusetzen und zu verlegen.

Literaturverzeichnis

Kurt Tepperwein, „Die Geistigen Gesetze", 2002 Wilhelm Goldmann Verlag

Andreas Dalberg, „Der Weg zum wahren Reiki-Meister", Droemersche Verlagsanstalt Th. Knaur Nachf. , München März 2000

Paul Ferrini, „Die Gesetze der Liebe" , Aurum, Die Deutsche Bibliothek – CIP Einheitsaufnahme, 1. Auflage 2006

Mark Hosak, Walter Lübeck, „Reiki-Symbole", Windpferd Verlagsgesellschaft mbH. 3. Auflage 2008

„Reiki Magazine" 2019/2020, Olivers Verlag, Inhaber: Oliver Klatt

Quelle Seite 57: Die Bibel, Nach Martin Luthers Überetzung, Lutherrevidiert 2017, Jubiläumsausgabe, Deutsche Bibelgesellschaft.*

Quelle Seite 59: Tonsur: Haarausschnitt als Standeszeichen der kath. Kleriker , Duden 18. neu bearbeitete Auflage1980

Quelle Seite 61 / 65 / 70: „Die Reiki-Einweihungen und die Weihen in der katholischen Kirche" Ausbildungsunterlagen zum Reiki-Lehrer, von Gregor Dietrich, Neuenheerse, NRW 17.02.2008

Quelle Seite 80: Hellena Schaeffer, Praxis für mediale und Psychologische Lebensberatung, Warburg / NRW

Kai-Uwe Schroeter, deus to go – ein Streifzug durch Theologie und Quantenphysik, BoD 2018